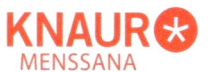

Charlotte & June Karlinder

GESUNDHEIT?

EIN KINDERSPIEL!

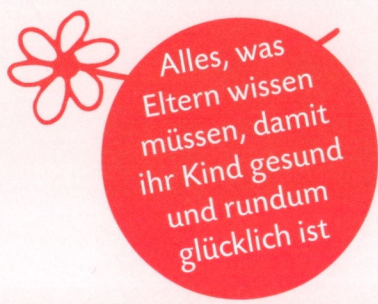

Alles, was
Eltern wissen
müssen, damit
ihr Kind gesund
und rundum
glücklich ist

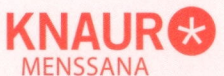

KNAUR

MENSSANA

Besuchen Sie uns im Internet:
www.mens-sana.de

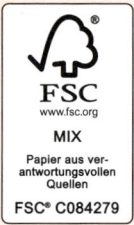

Originalausgabe April 2019
© 2019 Knaur Verlag
Ein Imprint der Verlagsgruppe
Droemer Knaur GmbH & Co. KG, München

Redaktion: Dr. Ulrike Strerath-Bolz
Covergestaltung: atelier-sanna.com, München
Alle Fotos: Reinhard Hunger (außer S. 57: Luciano de la Rosa /
Shutterstock.com)
Illustrationen von Shutterstock.com: S. 12 Podessto, S. 74, 79
Natasha Pankina, S. 94 Kate Macate, S. 113 Bughats, S. 113 Bug-
hats, S. 123 LHF Graphics, S. 136 mejnak, S. 180 Alona Savchuk,
S. 200 BlackAkaliko, S. 203 NikaYekimenko
Illustrationen von June Karlinder: S. 89, 90, 134 unten
Satz: atelier-sanna.com, München
Druck und Bindung: Print Consult GmbH, München
ISBN 978-3-426-65846-8

5 4 3 2 1

FÜR MIA & IHRE SCHWESTER NENA –

**UND DEN REST DER GANG AUS
DER CALLE DE MONTE PERDIDO.
WE ARE FAMILY.**

GESUNDHEIT IST NICHT ALLES. ABER
OHNE GESUNDHEIT IST ALLES NICHTS.

INHALT

 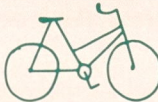

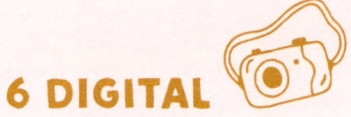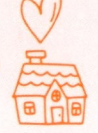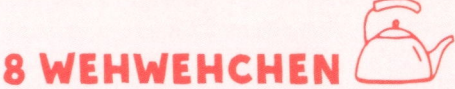

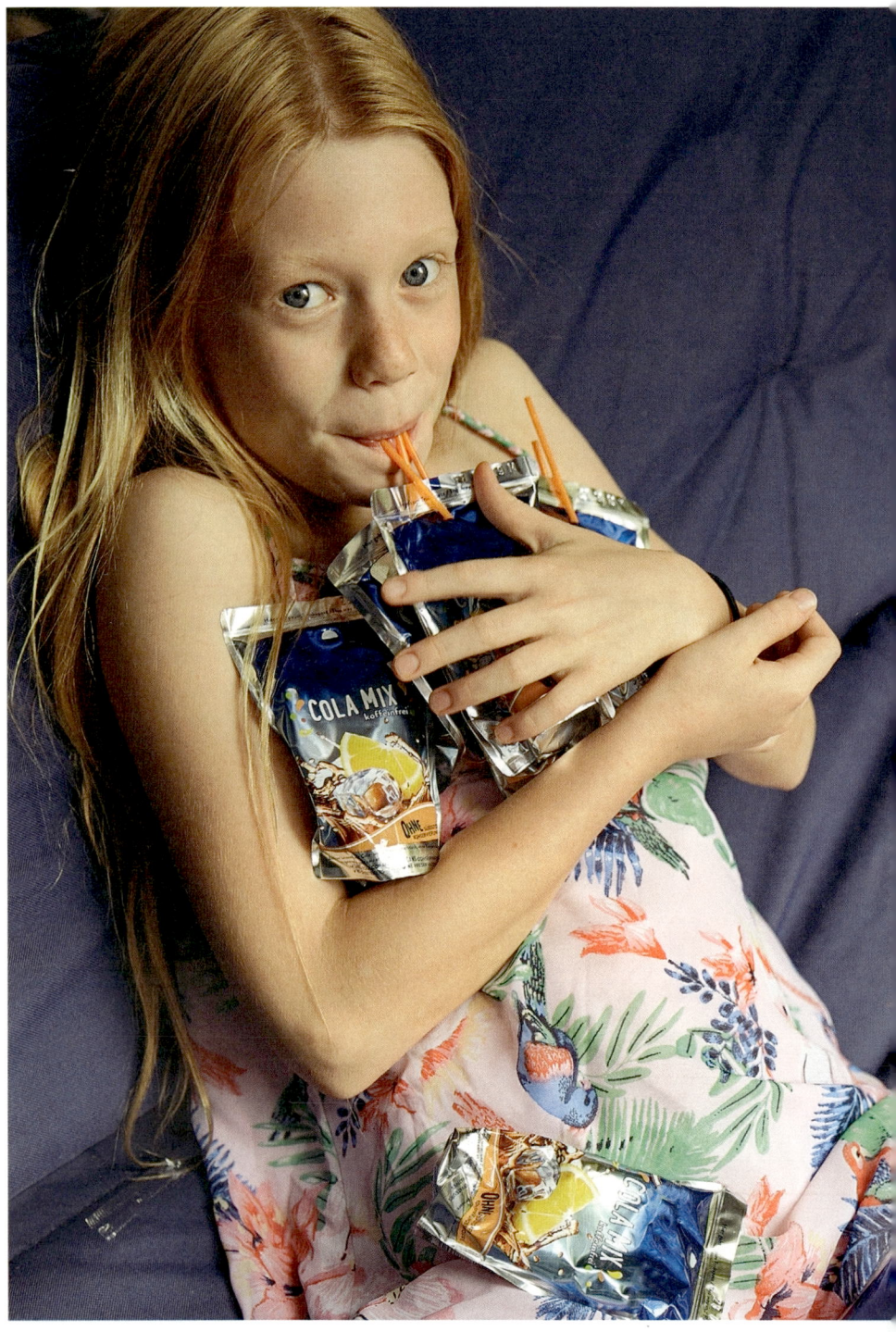

EINLEITUNG

Es begann mit dem Toilettenbesuch eines meiner Kinder, der Privatsphäre wegen nenne ich jetzt mal keine Namen. Ich bekam zufällig mit, dass die »Pipifarbe« meines besagten Nachwuchses einen ganz schön dunklen Gelbton hatte. »Daran siehst du, dass du heute eindeutig zu wenig getrunken hast. An der Farbe können wir nämlich erkennen, ob es genug war – oder ob unser Körper mehr Wasser braucht.« Die Faszination war groß, und der berühmte Groschen fiel. Seitdem ist das regelmäßig Thema: Wie wichtig es ist, dass der Körper genug Wasser bekommt, weil er sonst – wie ein Auto ohne Benzin – nicht fahren kann. Und immer wenn die Farbe hell ausfällt, freuen sich meine Kinder wie verrückt.

Tatsächlich war das nicht nur der Groschen, der bei meinem Kind fiel – sondern auch der Groschen für diesen Ratgeber. Denn ich habe in diesem Moment mal wieder festgestellt: Es ist alles eine Sache der Erklärung – so wie in der Schule. Wir alle haben die Lehrer geliebt, die den Unterricht unterhaltsam gestalteten. Ihre Themen und Fächer haben uns automatisch interessiert. Und so ist es beim Thema Gesundheit auch. Sagen wir Kindern: »Du musst mehr trinken!«, gehen die Worte rechts in den Kinderkopf rein und auf der anderen Seite wieder raus. Erklären wir es altersgerecht in lustigen und spannenden Geschichten, macht es auf einmal auch Kindern Spaß.

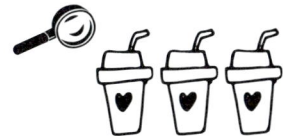

AUF DIE EINFACHSTEN DINGE KOMMEN WIR HÄUFIG NICHT VON ALLEINE

Und das ist auch das Besondere an diesem Buch. Nicht alle Themen sind neu – manches werden Sie schon mal gehört haben oder wissen –, umso besser! Dann können Sie die Punkte schon mal abhaken. Aber auf viele Dinge, die eigentlich ganz einfach sind und auf der Hand liegen, kommen wir gar nicht, habe ich festgestellt. Das geht häufig auch mir so. Und das betrifft alle möglichen Bereiche. Einige sind klar: Ernährung, Sport, Schlaf – diese Themen ordnen wir der Gesundheit zu. Bei einigen Bereichen werden Sie sich aber vielleicht fragen, was das denn jetzt eigentlich mit Gesundheit zu tun hat. Das Eat-the-Frog-Prinzip gegen die Aufschieberitis zum Beispiel. Oder die so wertvollen Gewohnheiten. Die beste Kraultechnik oder was es uns bringt, ein Instrument zu spielen. Aber all das gehört zu einem ausgewogenen Leben, und es braucht eine gute Balance, wenn unsere Kinder gesund aufwachsen sollen. Die verschiedenen Komponenten dafür habe ich daher so erklärt, dass Sie, die Eltern bzw. Familie, es verstehen – und all die Dinge nach und nach an Ihre Kinder weitergeben können. Für Letzteres sind nicht zuletzt die Geschichten und Anmerkungen meiner Tochter June sehr geeignet. Schließlich hatten wir auch die Idee für das Buch gemeinsam: an einem Oktobertag auf dem Weg zur Schule. Denn sie schreibt nicht nur sehr gerne und (laut Lehrerin!) gute Geschichten – seit zehn Jahren muss sie zusätzlich mit einer Mutter leben, die nicht nur beruflich ein gesundes Leben propagiert, sondern es auch selbst umsetzt und versucht, ihr Wissen an ihre Kinder weiterzugeben. Die Methode hat funktioniert. Das werden Sie in den vielen Anekdoten, die sich auf unserer Gesundheitsreise zugetragen haben, quer durch das Buch lesen. Und dass June die Dinge so gut erklären kann, ist für mich ein weiterer Beweis, dass es immens wichtig ist, früh mit dem Thema Gesundheit anzufangen. Sie wissen ja: Was Hänschen nicht lernt …

WIR LERNEN FÜR DIE SCHULE, NICHT FÜR DAS LEBEN

Tatsächlich ist das große Problem: Das, was wir *wirklich* brauchen, um ein langes Leben in Gesundheit zu führen, müssen wir eigentlich schon von klein auf lernen, indem wir davon erfahren – am besten in Form von Geschichten – und indem wir es sehen und erleben. Und zwar sowohl in der Familie als auch in der Schule. Denn Kinder lernen erwiesenermaßen dadurch, dass sie uns Erwachsene beobachten. Leider sieht die Realität so aus: In der Schule lernen sie zwar alles, was sie für die Allgemeinbildung und das Arbeitsleben benötigen – und vielleicht noch ein bisschen mehr. Mathe, Religion, Erdkunde, Englisch … Sport haben sie auch. Eine Schulstunde pro Woche; viel zu wenig. Besser wäre es, sich von Anfang an daran zu gewöhnen, dass alle Elemente, die unseren Körper und Kopf lange gesund halten, täglich auf den Plan gehören. Und: Das Schulcafé meiner Kinder offeriert Brezeln, Muffins, Schokolade und Kuchen – aber *keine* gesündere Alternative! In der Schule lernen diese kleinen Menschen also in der Regel nicht, dass man sich gesund ernähren kann und dass diese Dinge auch noch gut schmecken können. Experten fordern schon lange, dass Kitas und Schulen Kindern und Jugendlichen viel stärker als bisher beibringen, wie man gesund lebt und sich ausgewogen ernährt – und sind frustriert, weil die Politik nicht bereit ist, die notwendigen Mittel in die Hand zu nehmen, um eine wirkliche Wende einzuleiten. Das Thema liegt seit 15 Jahren auf dem Tisch, ohne dass sich etwas nennenswert ändert. Viele Kinderärzte verlangen darüber hinaus auch die Einführung einer Zuckersteuer, um gesundheitsschädliche Lebensmittel als ungesund zu kennzeichnen. Und: Auch in der Werbung braucht es neue Regeln. Teilweise bewerben die Hersteller Süßigkeiten als Produkt mit gesundheitsfördernder Wirkung. Ich sehe beispielsweise immer noch häufig, dass auf zuckrigen Drinks und Cornflakes Begriffe wie »Fitness« stehen. Das Ergebnis: Studien belegen die stetige Zunahme von Fällen bei Kindern, die Mediziner unter dem Sammelbegriff »neue Morbidität (Sterblichkeit)« zusammenfassen. Dazu gehören Adipositas (Fettleibigkeit), Störungen des Sozialverhaltens, ADHS und emotionale Probleme. Und die Untersuchungen ergeben eindeutig: Die Diagnose hängt mit dem Lebensstil der Eltern zusammen.

Wie also der Lebensstil von klein auf aussehen sollte, damit wir uns die richtigen Dinge gleich angewöhnen, statt später mühselig etwas zu verändern, lernen unsere Kinder in der Schule nicht bzw. kaum, wie gesagt. Warum ist Gemüse das Benzin des Körpers? Wie viel Zucker ist zu viel »des Guten« für uns? Wie viel Bewegung brauchen wir? Was machen wir in unserer Freizeit? Warum können wir nicht ständig vor Tablet & TV hocken? Wie gehen wir mit Freunden um? Woher wissen wir, welcher Prinz der richtige zum Heiraten ist? Warum müssen wir uns eincremen, bevor wir in die Sonne gehen? Fakt ist nämlich: Wir müssen Dinge verstehen, um sie dauerhaft umzusetzen – am besten schon als Kind. Und um etwas zu verstehen, müssen uns Dinge wiederum Spaß machen. Sonst schalten wir ab.

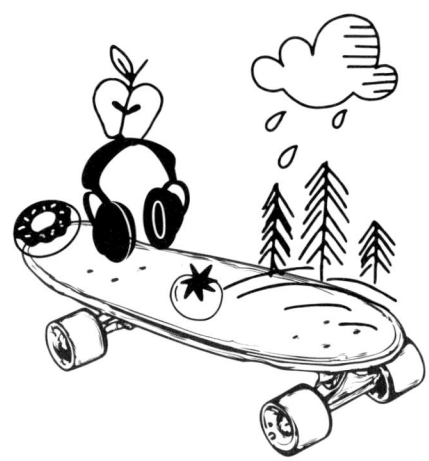

WIR HABEN DIE GESUNDHEIT UNSERER KINDER IN DER HAND

DAS HEISST KONKRET: Die Verantwortung liegt komplett bei uns Eltern. Alles, was Sie für Ihre Gesundheit tun, werden Ihre Kinder später mit hoher Wahrscheinlichkeit auch machen. Weil sie eben erstens abschauen – und weil zweitens alle Menschen das gerne mögen, was ihnen vertraut ist. Weil sie es bereits kennen. In dieser Hinsicht ist die berühmte Komfortzone ausnahmsweise einmal ein guter Aufenthaltsort. Lassen Sie uns unsere Kinder auf ein gesundes Leben hin prägen, indem wir es ihnen vorleben und davon berichten. Und zwar im positiven Sinne: Wir zeigen ihnen Möglichkeiten auf, anstatt zu verbieten.

Und wenn wir doch mal was verbieten müssen? Nur im Notfall. Gebote statt Verbote – so lautet mein generelles Motto. Ich sage zum Beispiel nie: »Du darfst heute nur zwei Kugeln Eis essen.« Sondern: »Was denkst du, wie viele Kugeln wären gut für deinen Körper? Bei wie viel Eis würde er sich freuen – und bei wie viel geht's ihm schlecht?« Erstaunlicherweise wählen die Kinder beim Eis dann immer zwei statt drei Sorten. Meine Erfahrung ist auch: Wenn wir gute Dinge immer wieder thematisieren, wie: »Schau mal, wie lecker diese roten Tomaten aussehen.« Oder wenn wir den Kindern erzählen, wie gut wir uns nach dem Sport fühlen … dann übernehmen sie das. Mittlerweile kommentieren meine Kinder von sich aus, dass sie etwas gemacht haben, was gut für ihren Körper war – und dass sie sich freuen, dadurch länger gesund zu bleiben.

FÜR GESUNDHEIT SENSIBILISIEREN, STATT UNGESUNDES ZU VERBIETEN

Auf diese Weise sensibilisiere ich Kinder dafür, auf ihren Körper zu hören – anstatt ihnen Dinge zu verbieten. Auch dazu finden sich quer durch das Buch viele Tipps und Ratschläge, wie zum Beispiel der des »Nudgings« – eine meiner Lieblingsstrategien, um Kindern eine gesunde Lebensweise beizubringen. »Früher« haben Kinder viele Dinge automatisch gelernt bzw. verstanden, weil es eben nicht alles im Überfluss und weniger Fortbewegungsmittel gab; heute müssen wir ihnen zeigen, warum sie Rolltreppen und Dönerbuden besser meiden – außer in Ausnahmen, die aufgrund der Seltenheit wie immer nichts ausmachen.

Das ist doch eine großartige Nachricht! Wir haben es also in der Hand, wie unsere Kinder später ihr Leben gestalten! Und damit Sie dafür bestens gerüstet sind, gebe ich Ihnen »Gesundheit? Ein Kinderspiel!« an die Hand. Damit Sie lesen, lernen und darüber diskutieren können. Mit Ihrem Partner, mit Freunden – oder mit mir (charlotte@karlinder.com). Jedes Feedback ist willkommen.

Aber Vorsicht: Es gibt nämlich kaum eine Gruppe in der Bevölkerung, die Themen und Ansichten heißer diskutiert als Eltern. Und kein Thema, das die Gemüter mehr erhitzt, als die Gesundheit unserer Kinder. Manchmal treibt das seltsame Blüten. Obwohl: Hundehalter auf der Hundewiese – die sind noch schlimmer. Da wird diskutiert, wer welche Gerichte frisch für den Hund kocht und dass ein Umzug unmöglich ist, da sich Bello so sehr an das Haus gewöhnt hat, dass es an Körperverletzung grenze, ihn aus seiner gewohnten Umgebung zu holen. Aha.

Es gibt also für Eltern wie gesagt kein Thema, das wichtiger ist als der Nachwuchs. Ich sage immer: Wenn die eigenen Freunde Kinder bekommen und Eltern werden, lernen wir diese Freunde noch mal ganz neu kennen. Sie tun auf einmal Dinge, die wir niemals erwartet hätten. Riechen am Po ihres Neugeborenen, um herauszufinden, ob – Achtung – »Aa« in der Windel ist. Sie fahren panisch in die Notaufnahme, weil das Kleinkind vom Sofa fällt. Und statt mit Wein und Sekt ist der Kühlschrank mit Babygläschen gefüllt. Anstelle des abendlichen Lovers kommt die Schnullerfee, und statt der eigenen Haare wird jeden Abend der Flaum des Nachwuches gewaschen. Auch dazu gibt's ein paar lustige Geschichten in diesem Buch. In diese Kategorie fallen übrigens auch die sogenannten Helikoptereltern – zu denen wir nicht gehören sollten. Auf der anderen Seite steht das andere Extrem: Eltern, die sich vor lauter Arbeit kaum um die Kinder kümmern können, schon gar nicht um so vermeintlich unwichtige Dinge wie den richtigen Lebensstil. Dabei belegen auch Studien wie eingangs erklärt: Die Gesundheit der Kinder hängt in hohem Maße mit dem Elternhaus zusammen. Erschreckend eigentlich, wie viel man offensichtlich falsch machen kann. Forscher der Universität Bielefeld untersuchten kürzlich die Daten von rund 600 000 Kindern und Jugendlichen und kamen zu einem Ergebnis, das mich nicht verwundert: Der Wissensstand der Eltern spielt bei der Gesundheit der Kinder eine größere Rolle als das Einkommen. Oder anders: Nicht nur das Geld zählt, sondern vor allem die Haltung zu Vorsorge, Ernährung und Bewegung. Kurz: Der Lebensstil der Eltern.

ALLES RICHTIG GEMACHT, HEALTHFAMILY!

Es verwundert aber somit nicht, dass so viel diskutiert wird und dass es so viele Wahrheiten gibt. Die häufigsten Fragen momentan sind: Wie viel Screentime bzw. Tablet ist denn nun für welches Alter zu empfehlen und ab wann geht es in die Suchtklinik für Tabletabhängige? Da werden dann Medienbeauftragte zu Infoabenden an Schulen eingeladen, um uns Eltern zu beraten. Aber auch die Frage, ab wann Limonade und – o Gott – die böse, böse Cola auf den Tisch dürfen, raubt Eltern den Schlaf. Sollen abgelehnte Gerichte trotzdem probiert werden, und muss ein Produkt bio sein – oder wann reicht der Discounter (der übrigens häufig auch schon Bioprodukte anbietet)? Darf das Haustier mit ins Bett oder sind die Würmer dann vorprogrammiert? Wichtig ist mir deshalb in diesem Ratgeber, Ihnen nicht nur die Antworten zu geben, sondern Ihnen den Zusammenhang klarzumachen, sprich die Physiologie und die Psychologie, die dahinterstecken. Damit Sie wiederum überlegen können, wie *Ihre* persönliche Wahrheit aussieht. Denn ob Sie es glauben oder nicht: Sowohl eine Fanta als auch eine halbe Stunde zu viel Medienzeit können Kinder überleben. Zumal, wenn der Rest des Tages gesund aussieht.

Und daher gehört tatsächlich alles, wovon in diesem Buch erzählt wird, zum Thema Gesundheit dazu. Auch wenn es auf den ersten Blick nicht so wirkt. Gesundheit ist viel mehr als nur Bewegung und Ernährung. Ein Haustier kann sehr viel zur Gesundheit beitragen, wie auch das Sich-Verlieren in Musik. Oder der Zusammenhalt der Familie. Weil es glücklich macht – und somit gesund.

Zum Beweis erzähle ich Ihnen eine Geschichte über meinen neunjährigen Sohn, der kürzlich aus der Schule nach Hause kam und berichtete: »Mama, heute sollten wir in der Schule vier Dinge aufschreiben, die uns unglücklich machen, und vier Dinge, die uns glücklich machen.« »Was hast du aufgeschrieben?«, fragte ich und war tatsächlich sehr gespannt. »Bei unglücklich habe ich vier Mal ›Nichts‹ geschrieben«, sagte er in seiner gewohnt scherzhaften Art. »Und bei glücklich: 1. Meine Mutter 2. Mein Vater. 3. Unser gemütliches Zuhause und 4. Mein Bett.« Er strahlte.

Also: Alles richtig gemacht, Frau Karlinder. Und Sie auch! Inklusive Screentime, Eis, Fanta und Haustier im Bett!

VIEL SPASS BEIM LESEN – UND LEBEN!

CHARLOTTE UND JUNE KARLINDER

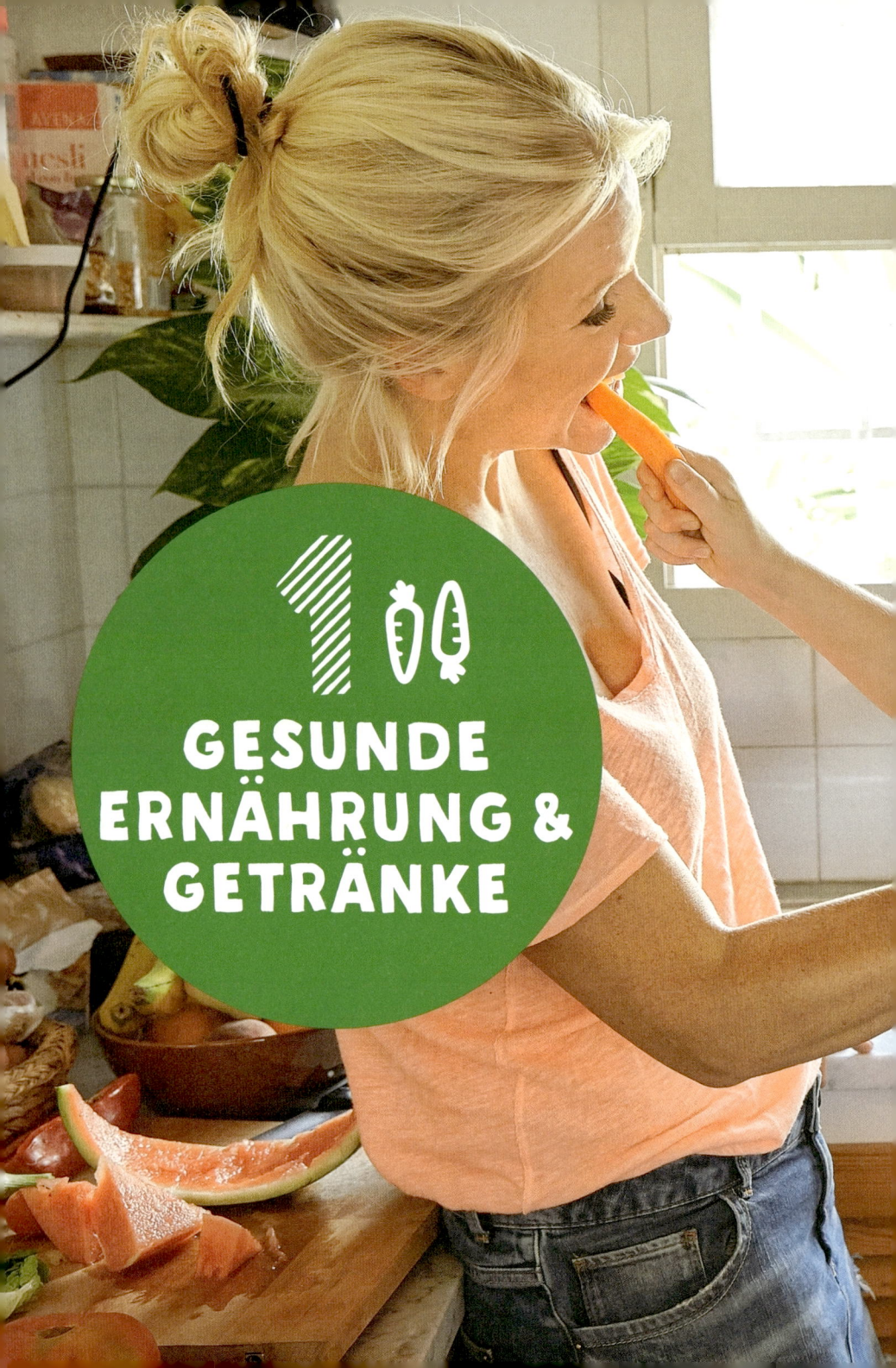

1

GESUNDE ERNÄHRUNG & GETRÄNKE

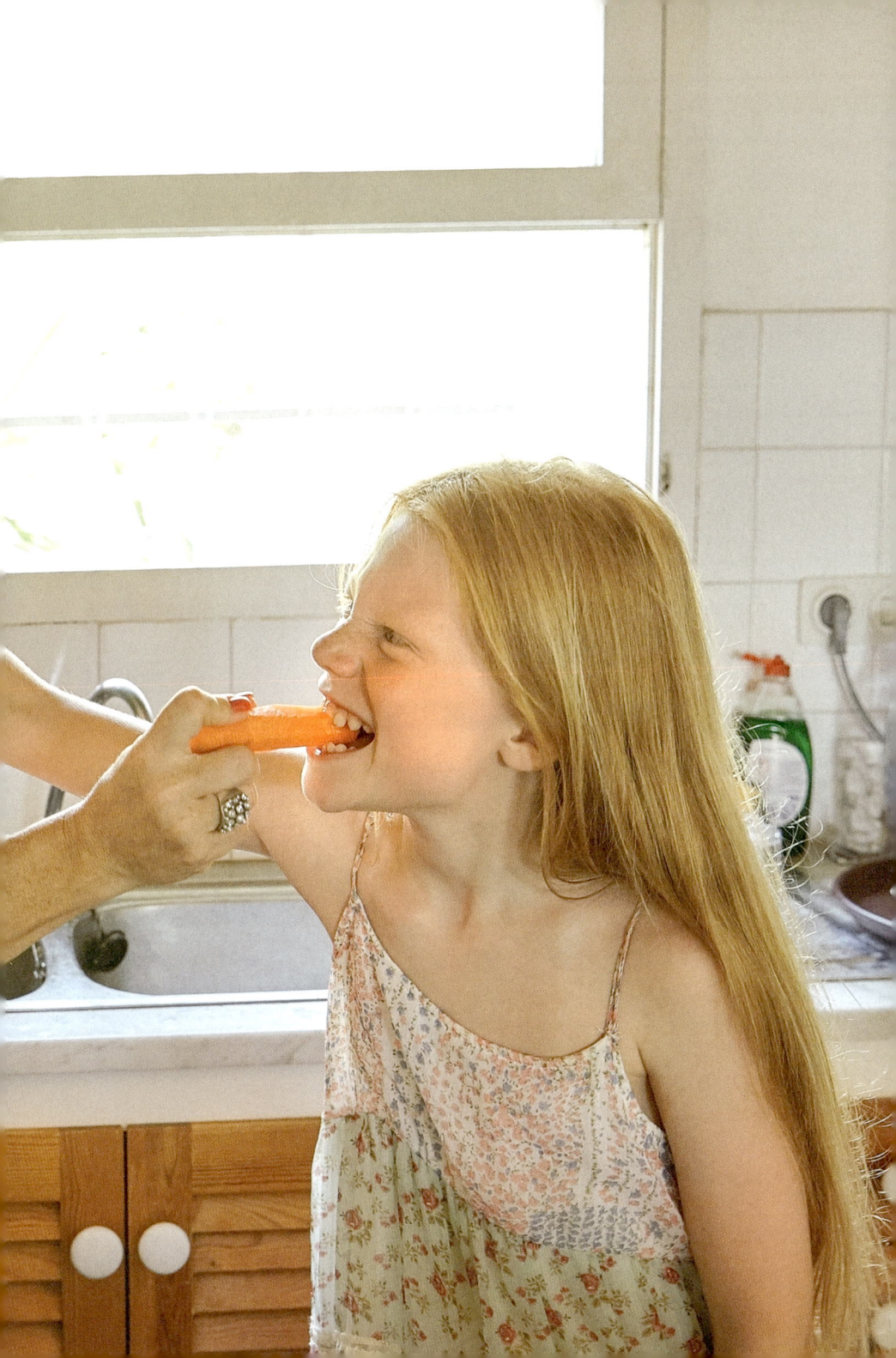

GEMÜSE? MAG ICH NICHT!

Ich glaube, das ist der meistgehörte Satz aller Eltern. Meine Theorie ist ja, dass Gemüse Kindern vorkommen muss wie uns, wenn jemand versuchen würde, uns zu vergiften. Da steht man stundenlang in der Küche, vom Überlegen, was gekocht wird, und dem Einkaufen und Ins-Haus-Schleppen ganz zu schweigen. Schließlich ist Gemüse nun mal gesund, und Kinder sollten es wenigstens ein paar Mal pro Woche essen. Die Frage ist: Was tun? Denn wie immer gibt es viele Wege – die aber alle nicht nach Rom bzw. in den Magen unserer Kinder führen. Es gibt aber generell fünf beliebte Methoden:

A. DAS WIRD GEGESSEN – ES GIBT NICHTS ANDERES.

B. DU MUSST ALLES PROBIEREN – UND DARFST ES AUSSPUCKEN, WENN ES DIR NICHT SCHMECKT.

C. WENN DU DAS NICHT ISST, GIBT'S KEINEN NACHTISCH.

D. NICHTS ZU ESSEN IST UNGESUND. WAS MÖCHTEST DU STATTDESSEN ESSEN? ICH KÖNNTE DIR PFANNKUCHEN MACHEN.

E. ENTERTAINMENT-TRICK: EINE SCHNECKE AUS DER TOMATE SCHNITZEN, GEMÜSE-ORIGAMI BASTELN, EIN THEATERSTÜCK AUS DEM ESSEN MACHEN.

Ja, bei e) mussten Sie vielleicht lachen – aber ich kenne tatsächlich Menschen, die sich solche verrückten Dinge ausgedacht haben, nur aus der Sorge heraus, dass das Kind sonst zu wenig Gemüse isst. Die Frage ist ja: Können wir überhaupt darauf hinwirken, dass Kinder jetzt oder wenigstens später alles essen – oder ist unser Tun und Treiben vollkommen unerheblich?

WIE SICH DIE GESCHMACKSNERVEN ENTWICKELN

Ein spannendes Thema: Tatsächlich beginnt die Entwicklung des Geschmackssinns bereits während der Schwangerschaft in der Gebärmutter. Ab der neunten Schwangerschaftswoche bilden sich Mund und Zunge, und die ersten Geschmacksknospen entstehen. Unser Nachwuchs ist von Fruchtwasser umgeben, und alles, was wir jetzt trinken oder essen, gelangt über den Blutkreislauf auch in das Fruchtwasser. Zum Training von Verdauungssystem und Lunge schluckt das Baby dieses Wasser und atmet es ein. Dadurch lernt das Baby alle Aromen kennen, die die Mutter zu sich nimmt. Nach und nach versteht das Ungeborene dann, die Vielfalt an Aromen zu unterscheiden: süß, stark gewürzt, scharf und so weiter.

Sobald Kinder auf der Welt sind, besitzen sie viele neue Geschmacksnerven, die sehr sensibel sind. Würde man Babys vor die Wahl stellen, würden sie immer *süß* bevorzugen. Denn diesen Geschmack hat die Muttermilch, und die Natur sorgt auf diese Weise dafür, dass das Kind die lebenswichtige Nahrung in ausreichender Menge bekommt – auch weil es sie so gern mag. Erst ab dem fünften Lebensmonat kann das Kind *salzig* rausschmecken und darauf reagieren.

Wenn wir nach sechs Monaten neben dem Stillen oder der Flasche mit Beikost beginnen, reagieren die Babys auf diese neue Geschmacksrichtung erst mal verwundert. Dabei handelt es sich um eine ganz natürliche Reaktion, denn sie kannten vorher ja nur die süßliche Milch. Außerdem muss man bedenken, dass auf die Kinder ohnehin jeden Tag eine Menge neuer Eindrücke einprasseln. Aus diesem Grund greifen sie lieber auf etwas zurück, was sie bereits kennen, und meiden zunächst das Unbekannte. Vielleicht mag das Kind ein Gericht von Anfang an, und ein anderes wird die ersten drei Mal abgelehnt. Aber: Keine Panik! Mein Tipp ist, ein Gericht mindestens acht Mal anzubieten, bevor Sie wirklich wissen, dass

Ihrem Kind dieses Gemüse derzeit nicht schmeckt. Es kann sein, dass das Baby eine Vorliebe für bestimmte Lebensmittel zeigt, die es bereits aus dem Bauch seiner Mutter kennt.

Wie viele verschiedene Dinge Ihr Kind später mag, wenn es älter wird, hängt auch von der Stilldauer ab. Je länger Sie Ihrem Kind die Muttermilch gegeben haben, desto mehr Aromen erkennen Kinder bereits aus der Muttermilch. Mehrere Studien haben gezeigt, dass die unterschiedlichen Aromen in der Muttermilch einen Einfluss auf die Geschmacksnerven unserer Kinder haben. Dabei werden sie auch für eine große Vielfalt an Lebensmitteln vorgeprägt, die sie später, wenn sie groß sind, gerne essen. Warum sich der kindliche Geschmack in den folgenden Jahren noch stark verändert, kann anhand von zwei Lernprozessen erklärt werden.

WARUM WIR ALS KIND VIELE DINGE NICHT MÖGEN, SPÄTER ABER DOCH

ANGEBOREN VS. GEWÖHNUNG

Zum einen gibt es den angeborenen Geschmack. Einige Vorlieben sind dem Menschen einfach angeboren, und dagegen kann man sich wie gesagt kaum wehren. Vor langer Zeit, als wir noch Jäger und Sammler waren, haben gewisse Geschmackspräferenzen für das Überleben unserer Vorfahren gesorgt. Diese Vorlieben haben sich in unseren Genen fortgesetzt. Dabei handelt es sich um einen komplexen Code aus Nährstoffen, nach denen unser Körper verlangt. In erster Linie gehört dazu Süßes, Salziges und Fettiges. Süß schmecken ungiftige und reife Früchte. Dadurch nahmen unsere Vorfahren den Energielieferanten Zucker sowie Vitamine und Mineralstoffe auf. Salz war hingegen nur schwer in der Natur zu finden. Eine starke Vorliebe für Salziges sorgte dafür, dass sich der Mensch trotz-

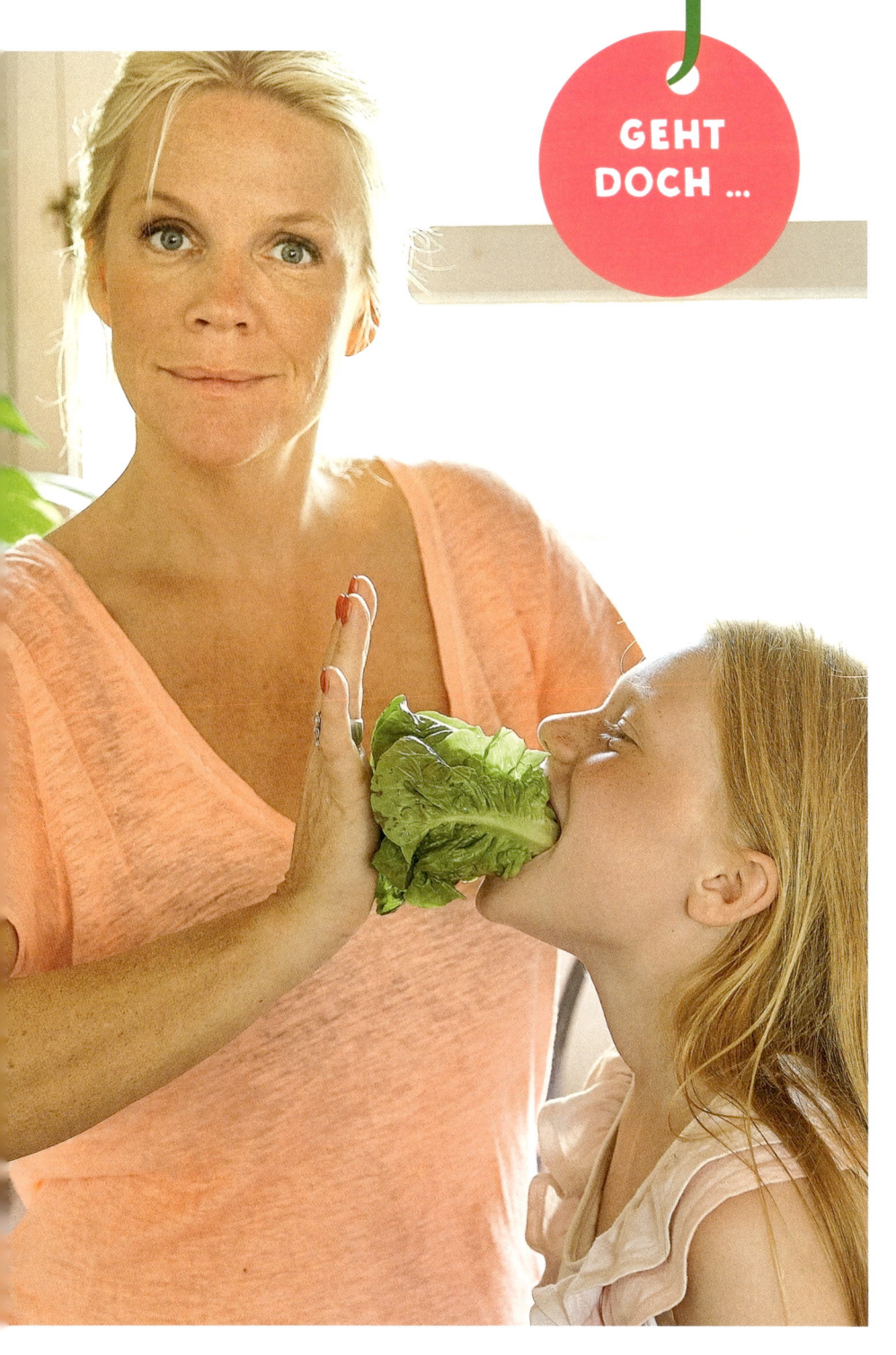

dem auf die Suche begab, denn der Körper benötigt unbedingt das darin enthaltene Natrium für seinen Wasserhaushalt. Bei Fett handelt es sich um keine Geschmacksrichtung, sondern mehr um einen Träger. Dieser liefert dem Menschen Energie und sicherte auch früher das Überleben. Aus diesem Grund mögen wir noch heute Süßes, Salziges und Fettiges. Bei Kindern ist diese genetische Geschmacksvorliebe viel stärker ausgeprägt als bei Erwachsenen, die bereits viele Informationen darüber gespeichert haben. Kinder haben diesen Lernprozess noch vor sich. Deshalb greifen sie stärker auf die genetische Information unserer Vorfahren zurück.

"

Unser Körper besteht aus ganz vielen kleinen Zellen, die wie hungrige kleine Kinder auf ihr Essen warten. Und wenn die dann nur Zucker und Fett bekommen, werden sie dick, schlapp und müde. Sie fühlen sich dann so wie wir, wenn wir bei McDonalds waren. Kraft bekommen sie aber beispielsweise durch Gemüse, Fisch, Fleisch, Käse, Eier – dann freuen sie sich und arbeiten wie verrückt, damit wir den ganzen Tag lang spielen und rennen können.
Ich mochte früher nur Nudeln mit Butter, Soßen fand ich ekelhaft. Einmal gab es bei meiner Freundin Nudeln mit Bolognesesoße und ich hab es probiert, weil ich nicht sagen wollte, dass ich das nicht esse. Da hab ich dann festgestellt, dass ich es DOCH mag. Wie doof! Ich hab mich richtig geärgert, dass ich so viele Bolognese-Jahre verpasst habe.

ZAUBERWORT: ⭐☆ GEWOHNHEIT!

Auf der anderen Seite gibt es noch den erlernten Geschmack. Die ersten Lebensjahre eines Kindes sind für alle Lernvorgänge besonders wichtig, und tatsächlich baut sich in dieser Zeit ein »Geschmacksgedächtnis« auf. Welche Geschmacksarten dabei dominieren, hängt von der individuellen Ernährung ab. Geben Sie Ihrem Kind also beispielsweise regelmäßig frische Tomaten, wird im Gehirn abgespeichert, wie eine Tomate schmeckt. Damit ist dieses Geschmacksbild vertraut und wird wahrscheinlich auch im höheren Alter gemocht. Geben Sie Ihrem Kind aber sehr häufig Ketchup, kann es passieren, dass es unter dem Begriff Tomate den Geschmack von Ketchup abspeichert. Dann ist es auch kein Wunder mehr, dass das Kind auch im Erwachsenenalter das Gemüse ablehnen wird und stattdessen Toastbrot mit Ketchup isst.

Ab einem Alter von acht Jahren sinkt die Geschmacksschwelle für die unterschiedlichen Arten bis zum Erwachsenenalter stark ab. Diese sagt aus, ab welcher Konzentration ein Mensch Geschmäcker wahrnimmt. Bei Kindern dominieren Gerichte, die besonders salzig und süß schmecken. Mit der Zeit nimmt die Schwelle für *süß* und *salzig* ab. Zuletzt sinkt die für *bitter*. Aus diesem Grund schmeckt Letzteres meistens nur Erwachsenen.

Ernährungsvorlieben lassen sich ein Leben lang verändern. Das Zauberwort dafür lautet »Gewohnheit«. Was wir oft essen, schmeckt mit der Zeit besser. Wer also nicht gerne Vollkornbrot isst, sollte es einfach öfter probieren. Damit können wir demnach auch die Vorlieben unserer Kinder beeinflussen.

TIPP **Gesundes als Belohnung einsetzen!** Kinder bevorzugen bestimmte Lebensmittel auch, weil sie sie als Belohnung erhalten. Das bedeutet: Eltern, die ihre Kinder ständig mit Süßigkeiten oder Fast Food belohnen, programmieren ihre Kinder durch die positive Emotion geradezu auf diese Speisen. Dennoch sollten wir unseren Kindern Süßigkeiten nicht verbieten, denn sie kommen ja in Kontakt damit – ob beim Bäcker, bei Freunden oder Verwandten. Es gibt sogar Untersuchungen, die belegen, dass Kinder, die zu Hause keine süßen Lebensmittel bekommen, noch mehr danach hungern. Kinder, die hin und wieder mal Süßes essen, bevorzugen eher die mit weniger Zucker. Offenbar steigert die sogenannte »Verknappung« die Lust der Kinder.

EIN KLEINES BEISPIEL

Eine kleine Geschichte noch von mir, wie meine Großmutter mir beigebracht hat, Obst zu essen: Meine Schulferien habe ich sehr oft bei ihr verbracht. Dort gab es immer zum Filmabend einen grünen Apfel zum Naschen. Anfangs fand ich das gar nicht toll – aber mit der Zeit fragte ich sie sogar, ob wir wieder einen Apfel zusammen essen könnten, denn ich verband den Apfel automatisch mit positiven Erinnerungen. Seitdem gehört ein Apfel zu einem Oma-Enkel-Tag einfach dazu. Ein super Trick!

„

Ich hätte nie gedacht, dass ich irgendwann Gemüse mögen würde. Früher hat es sich so angefühlt, als ob mich meine Eltern damit umbringen wollten, wenn sie gesagt haben: Probier es doch mal. Wie können die so was essen, hab ich mich gefragt. Aber irgendwann hat meine Mutter angefangen, uns vor dem Essen immer eine Schale mit Karotten, Cherrytomaten, Gurke und Paprika (die rote ist am süßesten!) hinzustellen, und weil ich so hungrig war, hab ich es probiert. Irgendwann habe ich dann kapiert, dass Mama uns damit reingelegt hat. Aber es war ein guter Trick.

Bei uns hieß und heißt es häufig immer noch, wenn die Kinder abends hungrig in die Küche kommen und das Gemüse in der Pfanne entdecken: »Iiiiih, gebratenes Gemüse, das ist VOLL eklig, das mag ich nicht!« Eine herrliche Reaktion, wenn man sich Mühe gegeben hat, um nicht immer nur Nudeln mit Butter oder Pfannkuchen zu servieren – denn das sind die einzigen warmen Gerichte, die meine Kinder in den ersten sechs Lebensjahren auch nur ansatzweise akzeptiert haben. Irgendwann habe ich festgestellt, dass ich mein eigenes Ernährungsverhalten schon komplett in den Hintergrund gestellt hatte und alles nach den Kindern ausrichtete. Da lebt man ja gar nicht mehr sein eigenes Leben! Geht ja auch nicht.

Umso schlimmer fühlte ich mich, wenn Bekannte oder Kollegen bei Diskussionen zu diesem Thema mit erstauntem Blick sagten: »Also, meine Kinder essen alles, ich habe neulich zusammen mit ihnen eine Gemüselasagne von Jamie Oliver gemacht, alle zusammen – die Kinder haben sie verschlungen.« Apropos zusammen kochen. Da schwören ja auch viele darauf: Zusammen in der Küche das Essen zubereiten – dann läuft's auch mit dem Gemüse. Ich habe versucht, meine Kinder zu überreden: Nach einer Viertelmöhre war es vorbei mit dem Spaß am Mithelfen. Anstrengend, langweilig, nervt. Gnadenlose Jammerei, als ob es darum ginge, barfuß im Schnee zur Schule zu laufen – ohne Proviant, versteht sich. Das war das Fazit. Bei den Stiefbrüdern meiner Kinder war es unterschiedlich: Der eine liebt Kochen, der andere gar nicht. Aber wie auch immer, selbst mitkochen und schnippeln als Kind: Hat das einen Einfluss auf das spätere Verhalten, oder ist das Interesse genetisch vorprogrammiert?

"

Ich liebe es, wenn Mama unser Essen zubereitet. Wir haben eine riesige Küche, die ins Wohnzimmer übergeht, und es ist so gemütlich, auf dem Sofa zu liegen und zu lesen oder fernzusehen, während es aus der Küche schon nach Essen riecht. Aber noch toller ist es, seitdem Mama eines Tages beschlossen hat: Ihr sucht jetzt sonntags immer fünf Gerichte aus unserem Kochbuch aus — und die kochen wir dann zusammen. Wir kleben dann Post-its in das Kochbuch, Mama kauft alles ein, und dann kochen wir zusammen und erzählen uns vom Tag. Noch gemütlicher!

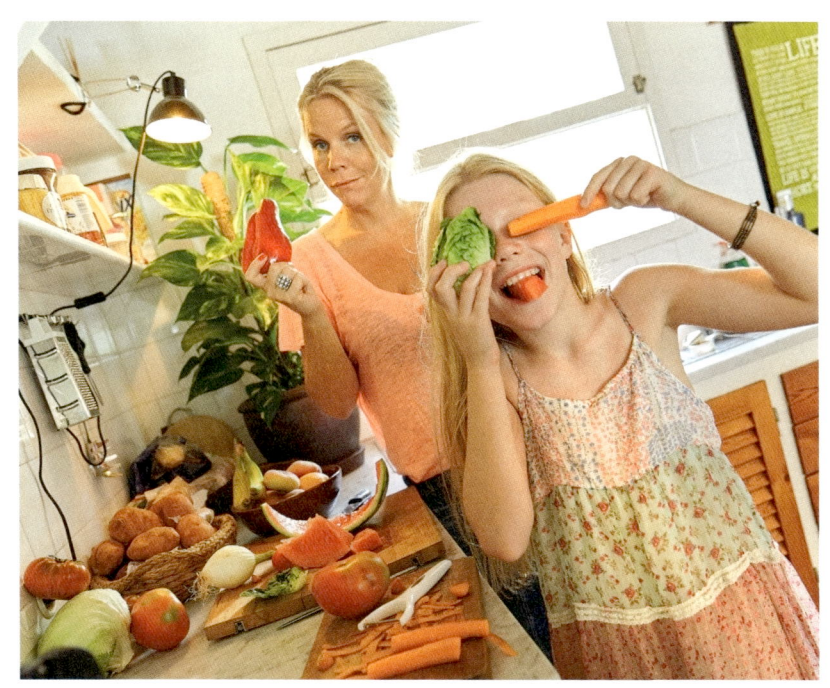

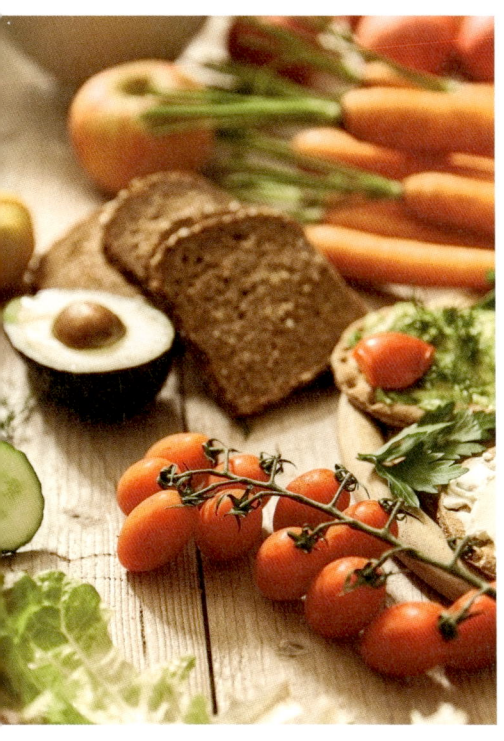

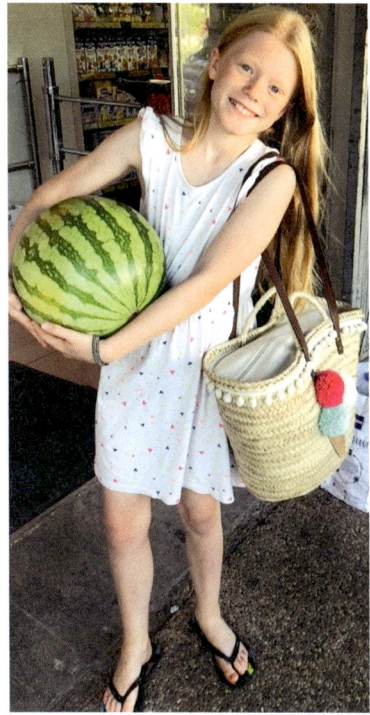

LEBENSMITTEL VON ANFANG AN MIT ALLEN SINNEN ERLEBEN!

Kinder sind von Natur aus neugierig – und das machen wir uns am besten zunutze. Denn in der Regel beginnen Kinder im Alter zwischen vier und fünf Jahren, sich für das zu interessieren, was wir, ihre Eltern, machen – das gilt auch für das Kochen. So werden die Kinder nicht nur selbstständiger und lernen den Umgang mit den Küchenutensilien, sondern wir führen sie auch an eine gesunde Ernährung heran, denn: Unsere Kinder sind in dieser Hinsicht manipulierbar, oder besser ausgedrückt, beeinflussbar. Studien haben ergeben: Kinder essen Mahlzeiten, bei denen sie selbst mitgeholfen haben, weitaus lieber als ihnen vorgesetzte oder fremde Speisen. Damit wir unsere Kinder für Gesundes begeistern können, ist mein Tipp, es ihnen zu ermöglichen, Lebensmittel mit allen Sinnen zu erleben. Dabei sollte das Dosengemüse endgültig aus Ihrer Küche verschwinden; stattdessen lieber frische Zutaten vorsetzen. Wenn Kinder das Gemüse vor der Zubereitung anfassen, daran riechen, es probieren. Wie schmeckt eine ungekochte Kartoffel und wie eine gekochte? Kinder sollten diese Erfahrungen selbst sammeln. Der nächste Schritt ist, einen Wochenmarkt zu besuchen. Dort lasse ich immer die Kinder aussuchen, zum Beispiel eine Gurke – und vielleicht gefällt unserem Kind die kleine besser als die lange und es bekommt so ein Gefühl für diese Lebensmittel. Meine Kinder lieben die sogenannten Minigurken und kleinen Cherrytomaten, weil sie »soooo süß sind, Mama!«. Sie werden sehen, dass Ihr Kind viel lieber Gemüse essen wird, wenn Sie erlebnisorientiert vorgehen. Das belegt auch eine spanische Studie. Das Forscherteam stellte an 150 Kindern unter sechs Jahren fest, dass Kinder bis zu zehn Prozent mehr Gemüse essen, wenn sie es sich selbst aussuchen. Nach dem Einkauf bereiten Sie dann zusammen als Familie das Gericht.

FACTS:

➡ Ab zwei Jahren kann das Kind die Lebensmittel aus der Einkaufstasche holen und das Gemüse abwaschen.

➡ Im Alter von vier Jahren kann das Kind mit Unterstützung eines Erwachsenen Lebensmittel schneiden und schälen.

➡ Mit etwa fünf Jahren können Kinder an der Herdfläche mitkochen und Zutaten abwiegen.

Für jedes Alter gibt es also Möglichkeiten, Ihr Kind an der Küchenarbeit zu beteiligen – wir kommen oft nur nicht darauf, weil es schnell gehen soll.

TIPP **Gestalten Sie zusammen mit Ihrem Kind ein Familienkochbuch mit den Lieblingsgerichten.** Dabei fotografieren wir die einzelnen Schritte beim Kochen und kleben sie später in das Album. So entsteht eine schöne Erinnerung, und die Kinder verbinden damit ein positives Gefühl, das durch die Bilder entsteht. Natürlich gibt es auch viele berufstätige Eltern, die nicht jeden Tag die Zeit haben, mit der ganzen Familie zusammen zu kochen. Trotzdem können wir das gemeinsame Essen ritualisieren. Zum Beispiel am Abend gemeinsam ein Müsli zusammenstellen, das wir am nächsten Tag essen. Außerdem können alle den Tisch decken, denn Fakt ist, dass es beim Kochen, Backen und beim Decken des Tischs viel gemeinsame Zeit für Gespräche und schöne Momente gibt – und das prägt unsere Kinder. Ich habe übrigens zum Beispiel als Kind nicht gekocht – aber dafür gebacken. Mit meiner Mutter früher – und heute mit meinen Kindern. Die guten alten schwedischen Rezepte, versteht sich.

MEINE BESTEN GIBT'S HIER: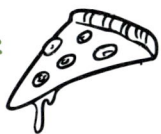

KANELBULLAR (SCHWEDISCHE ZIMTSCHNECKEN, CA. 32 STÜCK)

FÜR DEN TEIG

50 g Hefe
150 g Butter
½ l Milch
250 g Quark
150 g Zucker
1 Prise Salz
ca. 180 g Mehl
evtl. 1 g Safran (zu Weihnachten)

FÜR DIE FÜLLUNG

50 g gemahlener Zimt
100 g Zucker
100 g Butter
1 Ei zum Bepinseln
Hagelzucker zum Garnieren

Die Hefe in der Teigschüssel zerbröseln. Butter in einem Topf zerlassen. Die Milch dazugeben. Den Mix aus Milch und Butter erhitzen, bis er handwarm ist, über die Hefe gießen und umrühren, bis die Hefe aufgelöst ist.

Quark, Zucker, Salz und Mehl bis auf einen kleinen Rest einarbeiten. Den Teig unter einem Geschirrtuch gehen lassen (ca. 40 Minuten). Danach gründlich kneten und in drei Stücke teilen. Für die Füllung Zimt, Zucker und Butter vermischen. Den Teig ca. 3 cm dick ausrollen. Ein Drittel der Füllung auf je einem ausgerollten Teig verteilen. Zusammenrollen und ca. 2 cm dicke Scheiben von der Teigrolle schneiden. Die Scheiben dann mit der Schnittseite nach unten auf ein Backblech legen und erneut unter einem Geschirrtuch 40 Minuten gehen lassen. Das Ei aufschlagen. Die Oberfläche mit Ei bepinseln und mit Hagelzucker bestreuen. Im vorgeheizten Ofen bei ca. 225 °C 8–9 Minuten backen (Achtung, das geht schnell!).

NASCH-KATZEN IM ANMARSCH

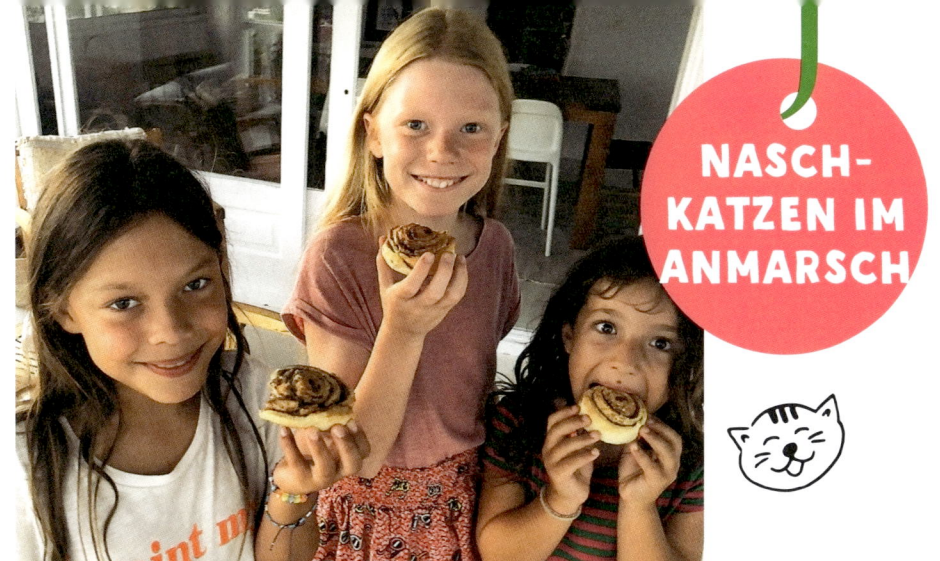

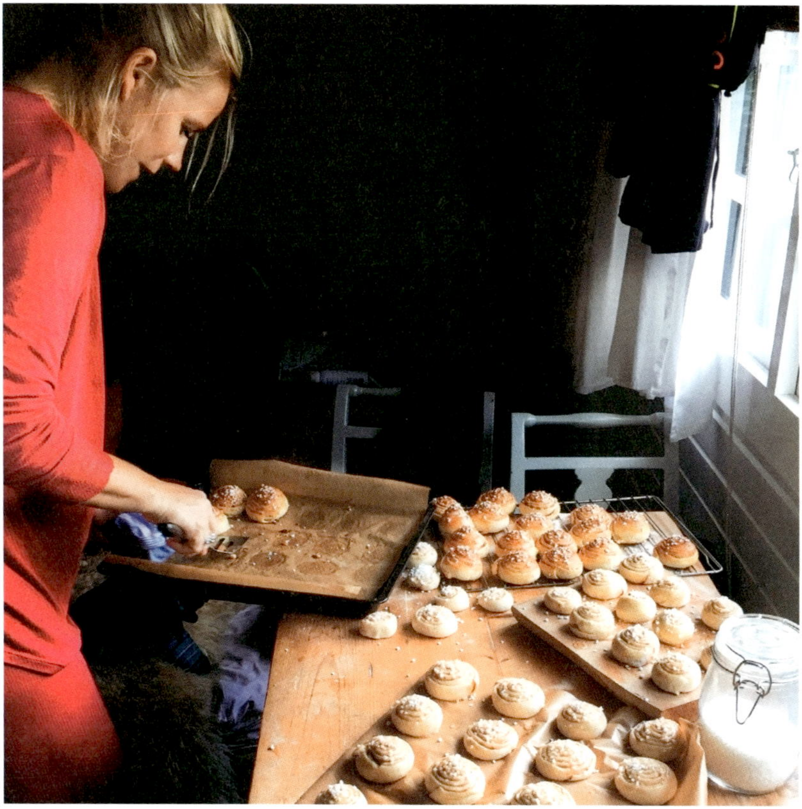

KÖTTBULLAR (SCHWEDISCHE FLEISCHBÄLLCHEN)

ZUTATEN

100 g Semmelbrösel (Paniermehl)
225 ml Wasser
600 g Hackfleisch
1 Prise Salz & Pfeffer
1 Ei
1 Esslöffel Zwiebel, gerieben
Butter zum Braten

Semmelbrösel und Wasser vermischen und kurz ziehen lassen. Hackfleisch, Salz und Pfeffer vermischen. Ei und Zwiebel zugeben. Danach die eingeweichten Semmelbrösel zugeben. Kleine Bällchen mit ca. 3 cm Durchmesser formen. Die Bällchen in der heißen Butter in der Pfanne braten.

Bitte beachten: Zu den Fleischbällchen gehören unbedingt braune Soße, Kartoffelpüree und Preiselbeeren.

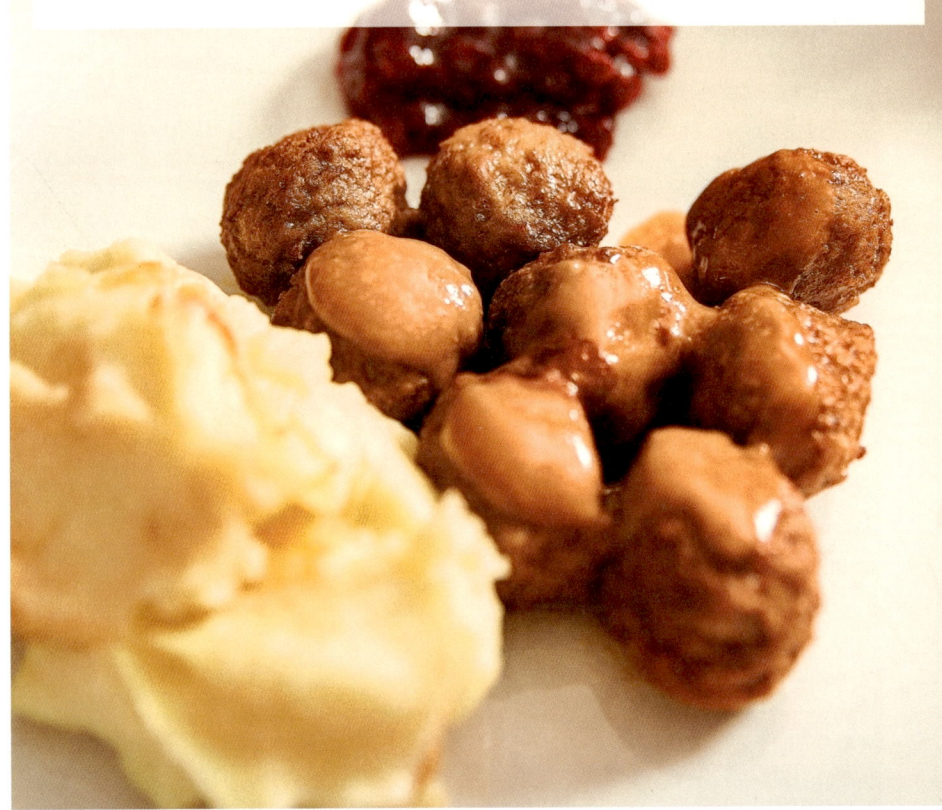

PEPPARKAKOR (WEIHNACHTSGEBÄCK, ÄHNLICH DEN PFEFFERKUCHEN – ABER VIIIIEL LECKERER)

ZUTATEN

450 g Zucker
150 ml Ahornsirup
150 ml Wasser
500 g Butter
160 g Mehl
10 g Nelken (Pulver)
10 g Zimtpulver
10 g Ingwerpulver
1 TL Backpulver

Zucker, Sirup und Wasser aufkochen. Den Topf vom Herd nehmen, die Butter zugeben und kräftig umrühren, bis sie geschmolzen ist. Alles etwas abkühlen lassen. Denn die restlichen Zutaten dazugeben. Den Teig im Kühlschrank über Nacht stehen lassen. (Diese Ruhezeit ist sehr wichtig!) Am nächsten Tag den Teig dünn ausrollen und kleine Herzen und Sterne (oder was die Ausstechformenkiste hergibt) ausstechen.

Im vorgeheizten Backofen bei 250 °C 3–4 Minuten hellbraun backen. Auf dem Backblech abkühlen lassen, in Dosen aufbewahren und die ganze Weihnachtszeit über genießen.

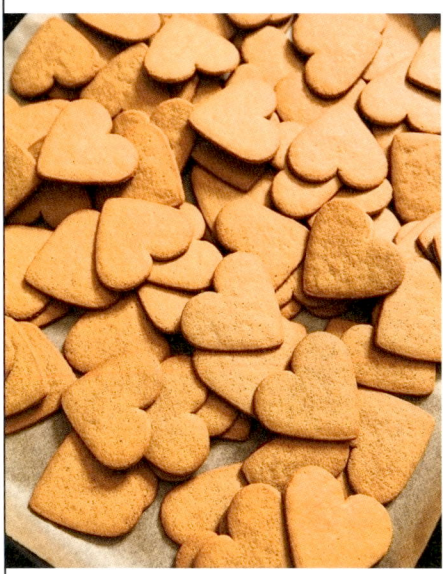

Ich liebe es, zu backen. Vor allem, wenn wir es mit der ganzen Familie machen. Die Zimtschnecken (»Bullar« heißen die eigentlich) meiner Oma mag ich am allerliebsten. Mama, mein Bruder Lovi und ich backen mit – na ja, Lovi macht eigentlich nicht so viel, außer immer mal wieder zwischendurch den Finger in den Teig stecken. Ich hab sonst eigentlich sehr wenig Geduld, aber beim Backen vergesse ich total die Zeit. Und Papa, der kommt erst dazu, wenn die duften- den Zimtschnecken dampfend aus dem Ofen kommen. »Oooh, die sehen aber lecker aus«, sagt er dann. »Ich glaube, das sind die besten Böllar (er kann immer noch kein Schwedisch), die ihr jemals gemacht habt!«

»HILFE, MEIN KIND ISST NICHTS!«

Der Satz, den ich ständig höre, wenn Eltern mir schreiben, ist: »Frau Karlinder, mein Kind isst nix! Ich habe alles probiert – aber mein Sohn sitzt bockig vor seinem Teller und sagt nur, dass es ihm nicht schmeckt – egal, was ich serviere.«

Ich habe darüber nachgedacht, denn als Eltern will man auch nichts essen, was einem nicht schmeckt. Ein Freund sagte dazu: »Aber wenn ich sage: Wenn du vom Schnitzel sechs Stücke isst, gibt's Schokolade. DANN isst er. Also geht es doch. Ich meine, dann kann es doch nicht so schlimm sein!« Ist es also einfach nur ein Machtspielchen?

Neulich hatte ich ein Erfolgserlebnis. Dachte ich. Mein Sohn hat bei einem Schulfreund übernachtet und erzählte mir am nächsten Tag begeistert, die Mutter seines Freundes hätte eine Möhrchen-Pfanne zu Mittag gemacht, die SUPERLECKER gewesen sei. WOW! Möhrchen-Pfanne, dachte ich! Ich war Feuer und Flamme, habe die Mutter des Jungen nach dem Rezept gefragt und es sofort nachgekocht. In Sahnesoße, mit Zwiebeln. Mein Sohn hat probiert und gesagt: Mama, schmeckt nicht. Oder ein anderes Beispiel. Nudeln. Sie dürfen nicht zu hart und nicht zu weich sein. Sonst wird es auch verweigert.

Viele Eltern fragen sich: Warum benehmen sich Kinder beim Essen wie die Prinzessinnen auf der Erbse? Haben wir sie zu sehr verwöhnt? Ganz ehrlich: Teilweise ja. Wir sind nämlich die Generation »Gesundes Essen auf den Tisch!«. Die Generation, die Angst hat, dass Kinder auf der Stelle Skorbut bekommen, wenn sie eine Woche kein Gemüse essen. Ein Phänomen, das sich übrigens durchaus unter dem Begriff »Helikoptereltern« einordnen lässt.

Und ganz ehrlich: Wir haben doch als Kinder auch ziemlich ungesund gelebt. Bei meinen Eltern gab es manchmal Fertiggerichte, Fleischwurst und dieses süßliche schwedische Weißbrot – aber wir sind heute als Erwachsene trotzdem ziemlich gesund. Inwieweit steht das also überhaupt im Verhältnis? Das fragen mich auch viele Leser und Zuschauer.

Vielleicht ist es einfach so: Zur Entwicklung gehört es dazu, dass unsere Kinder in bestimmten Phasen unbekannte Speisen ablehnen. Diese Zeit endet irgendwann wieder, und sie sind dann so neugierig wie vorher.

Also nutzen Sie lieber das Interesse der Kinder. Seien Sie ein Vorbild, nehmen Sie sich nicht zu viel – und sprechen Sie mit Ihrem Partner am Tisch darüber, wie lecker die grünen Bohnen heute schmecken. Sie werden sehen, wie Ihr Kind von alleine zu den Bohnen greift und sie probiert. Für den Fall, dass ein Essen dem Kind nicht schmeckt, geben Sie nicht auf. Versuchen Sie es noch ein paar Mal, denn vielen Kindern schmeckt es wie gesagt erst nach einigen Versuchen.

Kaufen Sie den sogenannten Rennteller – das ist ein Teller mit einem Rennen wie beim einem Spiel, inklusive Start und Ziel. Im Ziel befindet sich natürlich der noch abgedeckte Nachtisch.

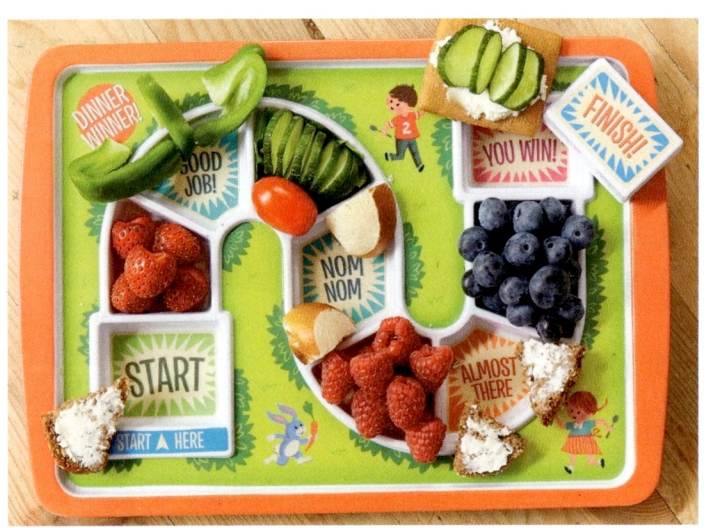

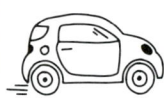

Wie viel bzw. wie oft muss mein Kind denn nun Gemüse essen?
Generell gilt: Täglich fünf Portionen Obst und Gemüse. Eine Portion entspricht einer Kinderhand voll: Wegen des Fruchtzuckers sollten zwei der Portionen Obst, drei Gemüse sein.

WAS PASSIERT, WENN WIR UNS EINSEITIG ERNÄHREN?

Das Essverhalten vieler Menschen ist von Fast Food und Convenience Food geprägt. Mögliche Folgeerkrankungen: Eisen- und Jodunterversorgung. Zu wenig dieser Stoffe führt auf Dauer zu Blutarmut, die sich durch Abgeschlagenheit und Konzentrationsstörungen zeigt. Zusätzlich kommt es zu einer erhöhten Infektanfälligkeit.

Auch Wachstumsstörungen sind nicht selten. Und: Durch eine einseitige Ernährung erhöht sich der Blutzuckerspiegel, was zu Diabetes und späteren Herz-Kreislauf-Erkrankungen führt. Die Innenwände der Arterien verkalken, weil sich Cholesterin einlagert. Durch die entstehende Verengung der Arterien fließt das Blut nicht mehr gut durch den Körper – im schlimmsten Fall kommt es zum kompletten Gefäßverschluss. Und last but not least: Eine einseitige Ernährungsweise begünstigt Gelenkerkrankungen.

»DIE VORSPEISEN-AMPEL«

Die Ampel ist eine sogenannte »Nudging«-Methode und bedeutet: Es gibt ab jetzt vor jeder Mahlzeit Gemüse und Obst in Grün, Gelb und Rot. Morgens vor dem Frühstück stellen wir einen Teller mit einer Auswahl an Gurke, Apfel und Co. zusammen und essen sie alle zusammen. Vor dem Mittagessen gibt es wieder eine kleine Schale mit Obst und insbesondere Gemüse. Damit schaffen wir ein schönes Ritual für die Familie, und die Kinder bekommen quasi unbemerkt eine Menge an Nährstoffen. Das regt die Verdauungsenzyme an, und sie verdauen die richtige Mahlzeit besser.

ALLES BIO, ODER WAS?

Biosupermärkte sprießen ja seit einigen Jahren wie Pilze aus dem Boden. An sich ist das natürlich eine tolle Sache. Jeder will heute »bio« sein. Und haben. Außer mein Freund Oscar, der bei Diskussionen zu dieser Thematik immer sagt: »Leute, irgendwann guck ich die Radieschen doch eh von unten an – dann ist es auch egal, ob sie bio sind oder nicht. Aber na ja, es klingt toll – und seeeehr gesund: biologisch angebaut. Viele wissen allerdings nicht so genau, was das ist«, habe ich festgestellt.

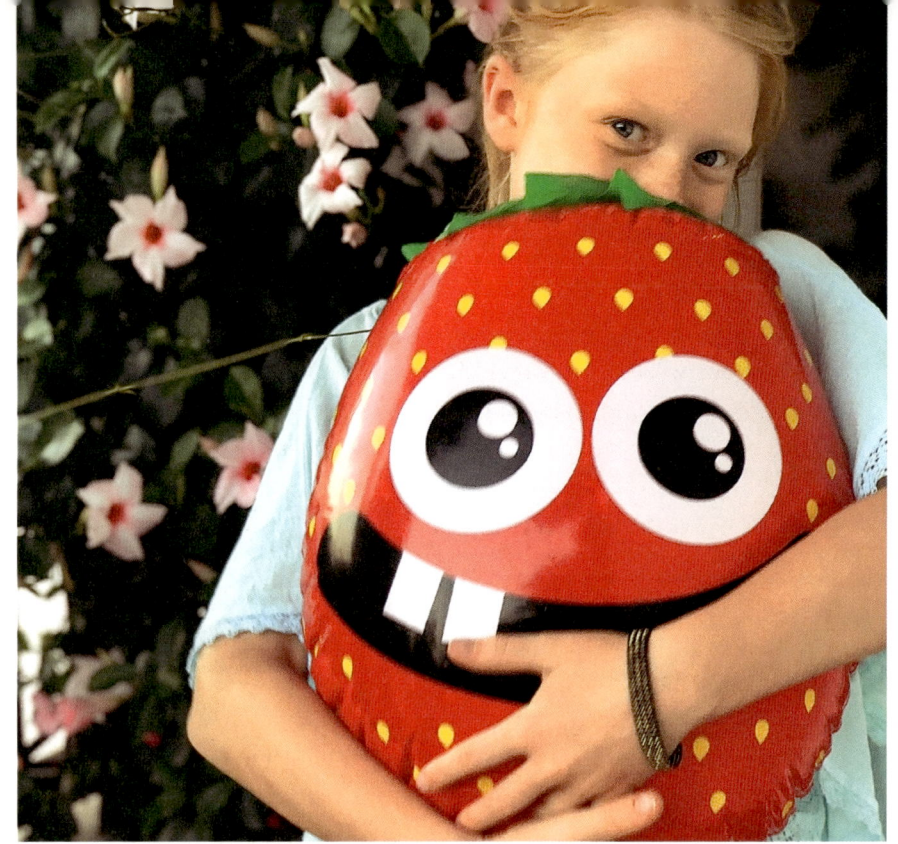

"

Ich wünschte, ich könnte Erdbeeren essen, die so groß sind wie auf diesem Bild. Bei uns gibt es zum Frühstück immer eine Riesenobstschale mit Joghurt, Honig und zerbröselten Walnüssen. Dazu gibt's natürlich am Wochenende auch Nutellabrot – aber erst nach dem Obst. Am liebsten esse ich Erdbeeren, Blaubeeren, Himbeeren, Orangen und Äpfel. Obst ist mein liebster Ersatz, wenn meine Mutter keine Süßigkeiten erlaubt. Aber sie sagt, für die Zähne ist es trotzdem nicht gut, ständig Obst zu essen – wegen der Säure. Habe ich erst nicht verstanden, weil Obst ja eigentlich gesund ist. Aber wenn man sieht, wie sauer Zitrone ist, kann man das verstehen.

WAS HEISST EIGENTLICH BIO?

Beim sogenannten »biologischen Anbau« verzichten die Produzenten auf die Verwendung von modernen Pflanzenschutzmitteln und Kunstdünger – im Mittelpunkt steht die Vermeidung von Umweltbelastungen. Wichtig bei dieser Art des Anbaus ist auch die Beachtung der »Fruchtfolge«. Das bedeutet, dass frühestens alle fünf Jahre die gleiche Pflanze auf dem Acker wieder angebaut wird. Bio setzt also sehr viel Know-how und Arbeit voraus, was sich im Preis der Produkte niederschlägt. Plus: Die Produktivität dieses Anbaus ist geringer als bei anderen Anbaumethoden.

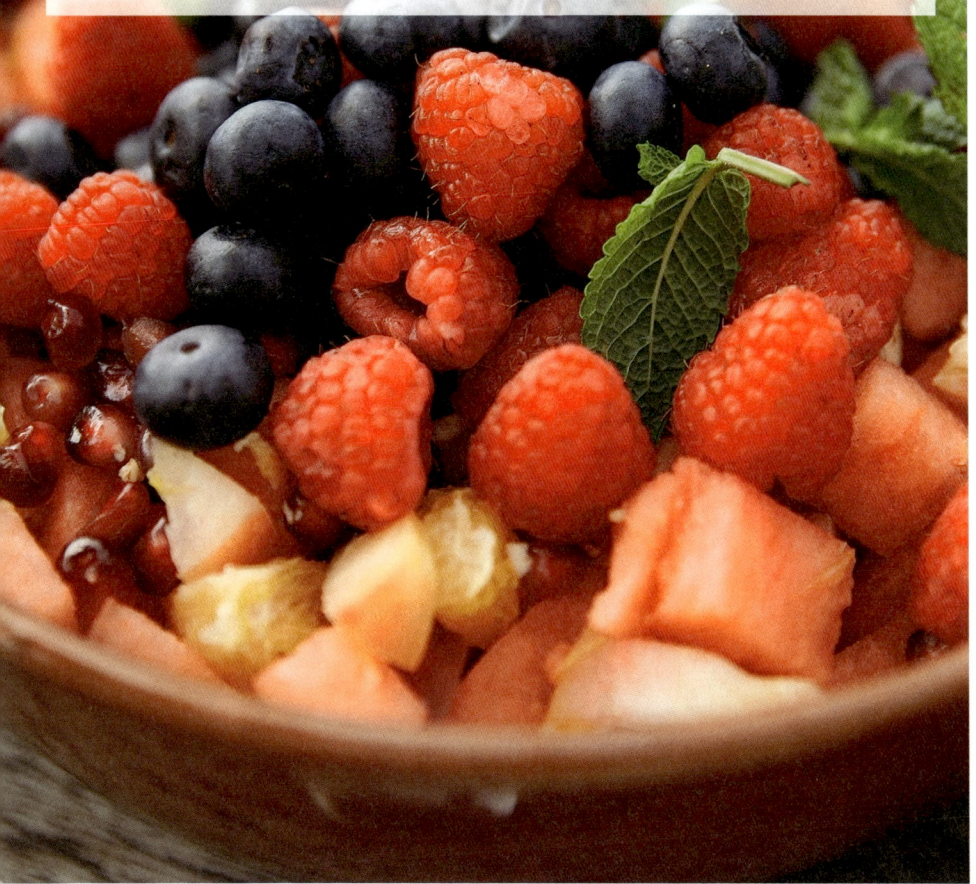

Die Frage ist natürlich: Wie viel bio muss sein? E-Mails zu diesem Thema erreichen mich jeden Tag. Muss das Gemüse auch bio sein? Oder nur das Fleisch?

Dazu fällt mir eine lustige Geschichte ein. Ich war mit einer guten Freundin im Baumarkt, die Kinder waren noch klein, so um die drei Jahre alt. Meine Freundin hatte sich überlegt, wie wir Großstadt-Eltern so sind, dass sie mit ihren beiden Kindern eigene Tomaten anbauen wolle. Zu Hause bei uns im Hof. Schöne Idee, aber die Umsetzung war für eine kleine Samstagnachmittag-Familien-Aktion mehr als spektakulär: Denn natürlich sollten die Tomaten nicht in *irgendeiner* Erde wachsen, sondern in … Bioerde! Das muss man sich mal auf der Zunge zergehen lasssen! Ich schiebe es im Nachhinein auf die Hormone. Sie lassen aus ehemals feierwütigen Fashionistas Mütter werden, die im Baumarkt den Spezialisten für Erde ausrufen lassen, um eine Beratung über die beste Erde einzufordern. Denn so geschah es. Meine Freundin stand vor dem Angebot der Erde-Säcke wie der Ochs vorm Berg – und wusste weder ein noch aus. Auf allen Tüten standen irgendwelche Beschreibungen und Abkürzungen für die Art der Erde. Aber: Welche Erde war denn nun *wirklich* bio deluxe?

Irgendwann sagte sie: »Also, ich verstehe nicht, wieso das nicht klar draufsteht. Ich frag jetzt mal jemanden, der hier arbeitet!« Und stapfte davon. Sekunden später hörte ich, bei den Säcken wartend, die Durchsage: »Ein Mitarbeiter in die Gartenabteilung, bitte!« Herr Möller kam also brav aus seiner Mittagspause angetrabt und entlud eine Erklärung über Tomatenerde über uns, von der ich nur die Hälfte verstand. Meine Freundin allerdings konnte sich danach ruhigen Gewissens für die – laut Herrn Möller – gesündeste Erde entscheiden. Schließlich sollten die angebauten Tomaten ja stolz vom Kindermund verschlungen werden – und da darf natürlich nix dran sein. Ganz ehrlich: Ich hätte einfach irgendeinen Sack gegriffen, weil ich der Meinung bin: Wenn wir als spaßige Kinderaktion Tomaten anbauen und essen, ist es komplett egal, was für eine Erde

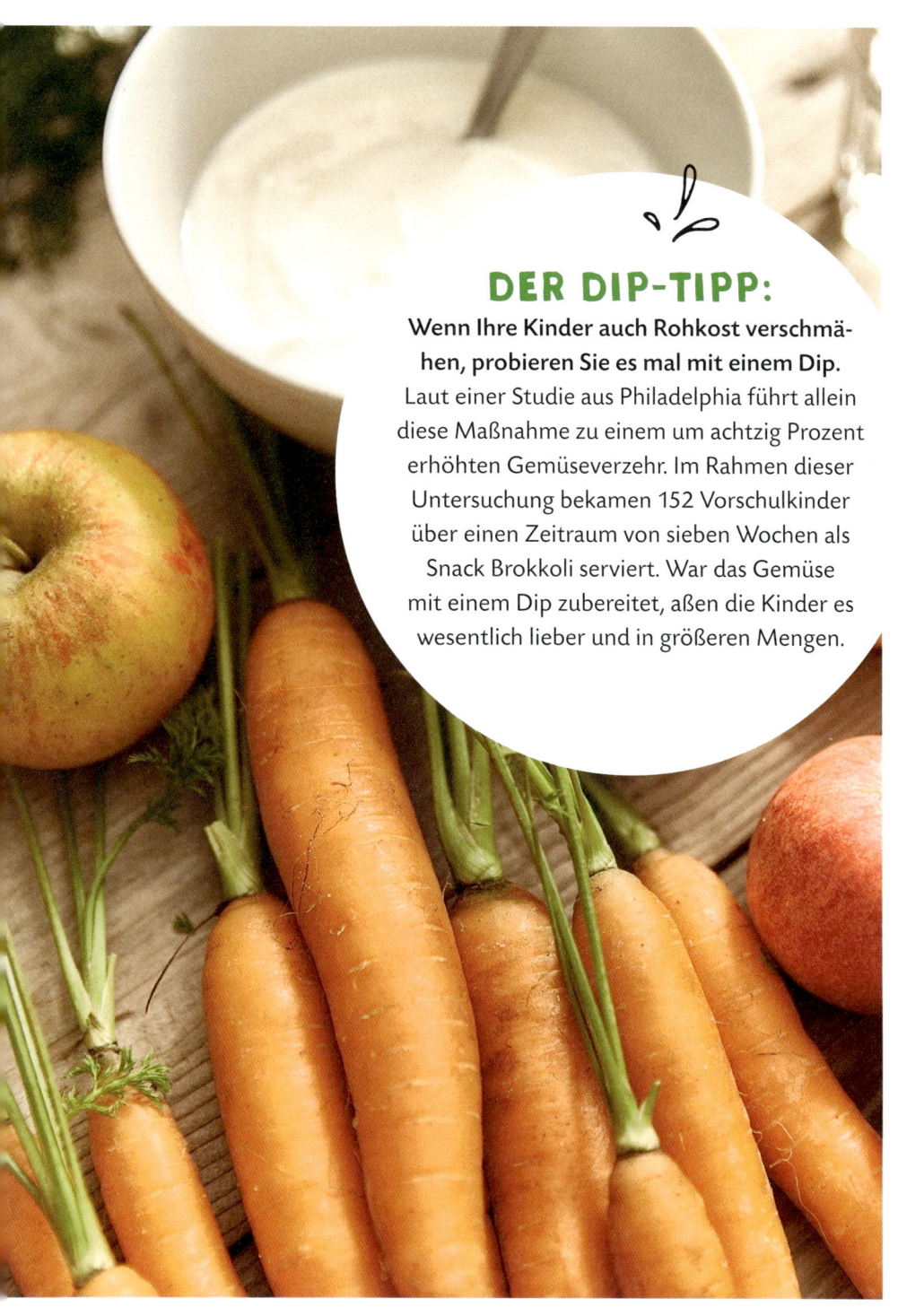

DER DIP-TIPP:

**Wenn Ihre Kinder auch Rohkost verschmä-
hen, probieren Sie es mal mit einem Dip.**
Laut einer Studie aus Philadelphia führt allein
diese Maßnahme zu einem um achtzig Prozent
erhöhten Gemüseverzehr. Im Rahmen dieser
Untersuchung bekamen 152 Vorschulkinder
über einen Zeitraum von sieben Wochen als
Snack Brokkoli serviert. War das Gemüse
mit einem Dip zubereitet, aßen die Kinder es
wesentlich lieber und in größeren Mengen.

das ist. Weil die Dosis das Gift macht und bei einer Ernte, denn so lange macht das Kindern in der Regel Spaß, kein Schaden entsteht. Aber klar, generell ist das Biothema eine Glaubensfrage. Manche Eltern sagen: »Ach was, Oma Lisbeth ist auch ohne bio groß geworden, und die ist schließlich sicbenundneunzig Jahre alt!«

BIO ODER BILLIG?

Es ist ja auch eine Kostenfrage: Heutzutage erwarten wir nicht nur, dass Flüge in den Urlaub 39 € (und das ist dann schon teuer!) kosten – das Huhn darf bitte schön auch nicht mit mehr als 99 Cent zu Buche schlagen. Aber wie soll das gehen? Und wie soll das mit »gesund« zusammengehen?

In der Regel ist Bionahrung gesünder, denn sie enthält weniger Schadstoffrückstände und weniger Zusätze. Dazu kommt ein höherer Nährstoffgehalt. Biofrüchte zum Beispiel enthalten weniger Wasser, weil es sich um andere Sorten handelt und ihr Wachstum nicht durch Kunstdünger unterstützt wurde. Der Direktor des Forschungsinstituts für biologischen Landbau fasst das Ergebnis einer 2009 veröffentlichten EU-Studie folgendermaßen zusammen: »Wer sich durchgehend ökologisch ernährt, nimmt 10 bis 20 Prozent mehr gesundheitlich wertvolle Pflanzenstoffe auf.«

Wenn aber bio teurer ist also nicht-bio, sind dann stellt sich doch die Frage, ob billige Produkte automatisch schlechter sind als teure. Dazu führte die Stiftung Warentest eine Untersuchung durch und verglich die Produkte einer Billigmarke mit teuren Produkten. Und die Wahrheit ist: In vielen Fällen haben die billigen Produkte dieselbe Qualität wie ihre teuren Konkurrenten. Nur geschmacklich und was den Geruch anbelangt, gibt es einige Unterschiede. Diese Produkte sind nicht zuletzt deshalb so günstig, weil sie bereits erfolgreiche Produkteinführungen lediglich nachahmen oder kopieren. Dadurch fallen die Kosten für Forschung und Entwicklung weg.

Deshalb ist es wichtig, dass wir uns anschauen: Wo ist bio wichtig – und wo können wir auch auf die günstige Variante zurückgreifen, um nicht das ganze Gehalt im Bio-Supermarkt auszugeben?

WIE VIEL BIO MUSS SEIN? WO KANN ICH AUCH DIE GÜNSTIGE VARIANTE WÄHLEN?

Dazu kann man sagen: Wer sich nicht alle Lebensmittel aus biologischem Anbau leisten kann bzw. möchte, der sollte wenigstens darauf achten, dass folgende Produkte bio sind:

➡ **ÄPFEL:** Sie absorbieren mehr Pestizide als jedes andere Obst. In mehreren Untersuchungen entdeckten die Tester bis zu 36 verschiedene Chemikalien in Äpfeln – in einem einzigen gleichzeitig bis zu sieben verschiedene Chemikalien. Aus diesem Grund sollten wir uns bei diesem Obst immer für die Biovariante entscheiden.

➡ **BEEREN & CO:**
Vor allem die geliebten Erd- und Blaubeeren gehören zu den kontaminierten Früchten, hier auf jeden Fall bio wählen, ebenso wie bei

➡ **PFIRSICHEN, NEKTARINEN UND TRAUBEN.**

➡ **BABYNAHRUNG:** Ein weiteres Produkt, das auf jeden Fall bio sein muss, ist die Babynahrung. Kinder verfügen noch nicht über ausgereifte Entgiftungsmechanismen. Wo immer es möglich ist, lieber biologische Babynahrung kaufen oder selbst herstellen

➡ **MILCHPRODUKTE:** Alles von der Kuh gehört auf den Einkaufszettel für den Bioladen, denn die meisten konventionell gehaltenen Kühe müssen einseitiges Futter essen, das mit genetisch veränderten Futterpflanzen verunreinigt ist oder sogar größtenteils daraus besteht.

➡ **FLEISCH UND FISCH:** Genauso verhält es sich mit Fleisch und Zuchtfisch. Abgesehen von ethischen Aspekten wurde in vielen Studien nachgewiesen, dass der Verzehr von artgerecht gehaltenen Tieren gesünder ist.

➡ GEMÜSE: Die Salatgurke gehört zu den Lebensmitteln, die bei Tests besonders schlecht abgeschnitten haben. In ihr steckt ein ganzer Pestizidcocktail. Daher gilt auch der Rat, Gurken zu schälen. Nur leider befinden sich gerade unter der Schale die wichtigen Vitalstoffe, daher lieber Biogurken wählen, denn diese können Sie ohne Probleme mit Schale essen. Neben der Salatgurke gilt das auch für Paprika, Spinat, Grünkohl und Kartoffel.

"

Ich habe irgendwann entdeckt, dass das Fleisch, das ich so gerne esse, nichts anderes ist als tote Tiere. Den Gedanken fand ich schrecklich, und ich dachte: Das esse ich nicht mehr. Mama hat gesagt, sie war auch lange Vegetarierin und isst jetzt zwar Fleisch, aber weniger. Und sie achtet darauf, dass Fleisch von Tieren kommt, die draußen waren und ein gutes Leben hatten. Das nennt sich bio und steht auf den Sachen im Supermarkt drauf. Und Mama isst keine Babys, also weder Lamm noch Kalb. Das fand ich eine gute Idee. Mir fiel dann ein, dass Milch und Eier ja auch von Tieren stammen — und dass man dabei auch darauf achten sollte, dass sie von Kühen und Hühnern kommen, die viel draußen sind und gutes Essen bekommen. Und so machen wir das jetzt.

»JE HELLER DAS BROT, DESTO SCHNELLER BIST DU TOT.«

Nach unzähligen Diskussionen mit den Kindern, dass es bei *allen* anderen Eltern ihrer Freunde *immer* Baguette gibt und nicht das *doofe* Vollkornbrot wie bei uns, gibt es bei uns jetzt die »Jeden-zweiten-Tag-Regelung«. Abwechselnd Vollkorn und Weißbrot. Klar ist: Vollkorn ist besser. Warum?

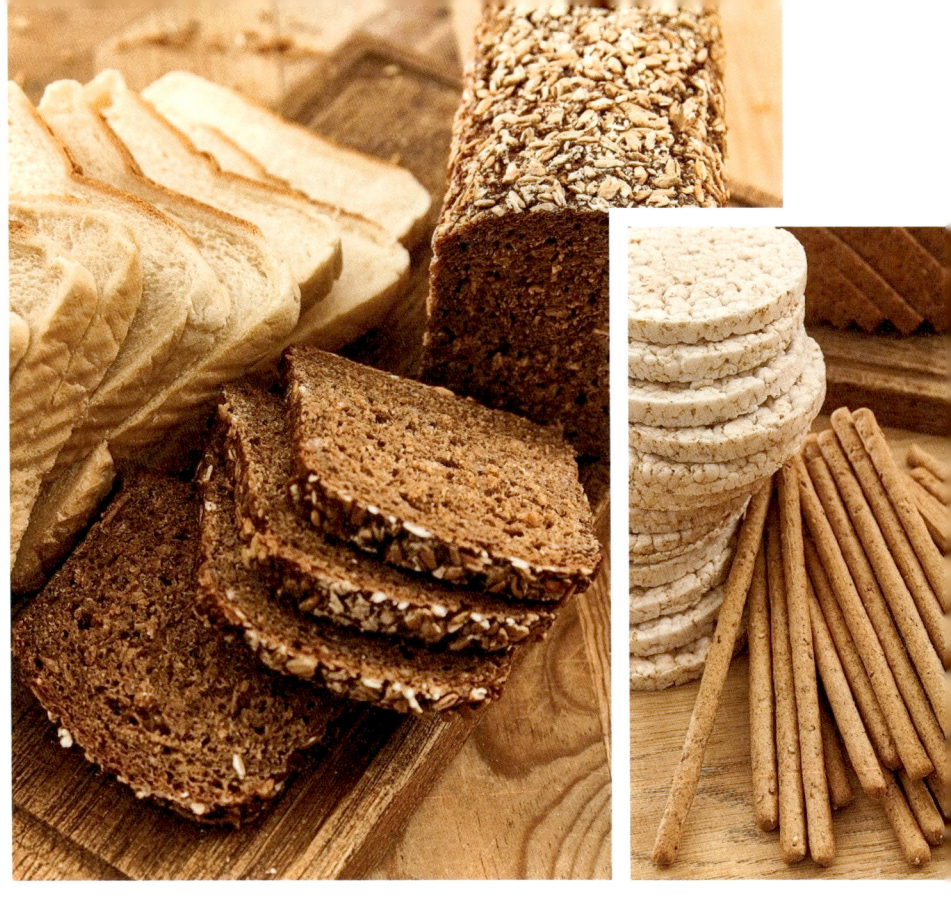

Der amerikanische Ernährungsjournalist Michael Pollan äußerte sich folgendermaßen zu Weißbrot: »Je heller das Brot, desto schneller bist du tot!« Anders formuliert bedeutet das, wer öfter zu der Vollkornvariante greift, tut seiner Gesundheit etwas Gutes und verlängert damit sogar sein Leben. Das zeigt auch eine britische Analyse aus dem Jahr 2017. Ein internationales Forscherteam wertete dafür 45 Studien zum Vollkornkonsum aus. Frühere Untersuchungen kamen bereits zu dem Ergebnis, dass ein hoher Konsum von Vollkorn vor Herz-Kreislauf-Krankheiten, Typ-2-Diabetes und Übergewicht schützt. Studien ergaben zusätzlich Folgendes: Bereits 90 Gramm Vollkornprodukte pro Tag verlängern die Lebenserwartung und verringern das Risiko für Krebs, Schlaganfall, Atemwegs- und Infektionskrankheiten. Vollkorn ist also ein wirkliches Wunderprodukt. Der Hintergrund: Der Keimling und die Schale sind in den Vollkornprodukten komplett enthalten. Sie enthalten eine Menge Nährstoffe. Neben Kohlenhydraten in Form von Stärke verstecken sich in den Produkten auch hochwertiges Eiweiß, wertvolle Mineralstoffe und Vitamine sowie Eisen, Magnesium und Zink. Fürs Weißbrot werden die Schale und der Keimling entfernt, und damit gehen auch die wertvollen Inhalts- und Ballaststoffe verloren.

Aber ist Vollkornbrot so viel besser, dass es die Streiterei inklusive vergossener Tränen über dem Abendbrotteller wert ist? Und wie ist es mit dem Kompromiss: Schwarzbrot – aber dafür mit Schokocreme oder Honig. Ist das besser als Baguette mit Avocado, Bioaufstrich oder Käse? Aaaaaah, es ist aber auch nicht einfach – ich kann verstehen, dass viele Mütter im Irrgarten der Möglichkeiten die Nerven verlieren. Ich empfehle hier die gute alte Wochenendregelung: In der Woche überwiegend Vollkorn mit leckerem Käse, Avocado oder auch mal Salami, am Wochenende Baguette mit Schokocreme.

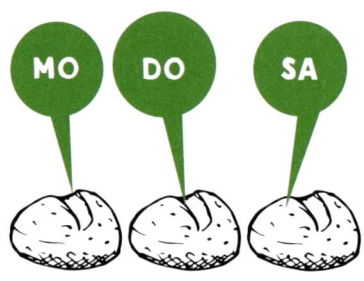

Wer Vollkorn kaufen will, muss darauf achten, dass auch Vollkorn drin ist. Das ist leider nicht immer der Fall, auch wenn das Brot dunkel ist oder »vital« draufsteht. Häufig mixen die Hersteller noch andere Mehlsorten dazu. Also genau auf die Inhaltsangabe schauen, weil insbesondere die vermeintlich leichten und luftigen Sorten zum Großteil aus dem Inneren des Korns gebacken sind und sich die »guten« Bestandteile wie Ballaststoffe, Mineralien und Vitamine am Rand des Korns befinden, der aber nur im Vollkornbrot mit verarbeitet wird. Aber auch hier sollten wir, finde ich, nicht allzu streng sein und uns ab und zu trotzdem die Lieblingssorte gönnen – auch wenn sie nicht aus 100 Prozent Vollkorn besteht.

WIE VIEL VOLLKORN BRAUCHEN KINDER?

Für Schulkinder und Jugendliche empfehlen sich drei Portionen Vollkorn am Tag. Zum Beispiel zum Frühstück Haferflocken oder Müsli essen, dann einen Pausensnack mit Vollkornbrot, und zum Mittagessen gibt es Naturreis oder Vollkornnudeln.

Aber auch Weißbrot ist zwischendurch okay, solange es nicht zu viel Zucker enthält. Ein gutes Verhältnis wäre 4 zu 3 (an 4 Tagen Vollkorn, an 3 Tagen Weißbrot).

Wichtig ist allerdings auch, was wir zusammen mit bzw. auf dem Brot essen. Wenn wir zum Brot viel Butter mit Wurst und anderen kalorienreichen Produkten essen: Nicht gut! Besser: Avocado, Gemüsecreme aus dem Reformhaus oder Frischkäse als Aufstrich. Außerdem sollten wir auch bei der Menge nicht zu großzügig sein.

„

Das mit dem Vollkornbrot, das ist auch so eine Sache. Bei uns in Hamburg, in Eimsbüttel, ist gegenüber eine Bäckerei. Sie heißt Bäckerei Wulff, und Herr und Frau Wulff arbeiten da auch. Frau Wulff sieht aus wie eine richtige Dame. An Nikolaus bringen alle Kinder aus der Nachbarschaft am Abend vorher einen Stiefel hin und können ihn dann am nächsten Tag befüllt wieder abholen. Und sie backen das beste Brot der Welt. Bei Wulff gibts auch ein Vollkornbrot, das hab ich immer mit zur Schule bekommen. Ich liebe aber die Laugenstangen so sehr, und ständig gab es mit Papa, der die Schulbrote macht, Streit darüber, warum keine Laugenstange – obwohl ich sogar das Vollkornbrot mag, es ist so weich und saftig. Der Kompromiss wurde irgendwann: Abwechselnd Laugenstange und Vollkorn.

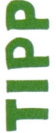

Wenn ein Kind von Vollkornprodukten Bauchschmerzen bekommt, sorgen Sie vor allem dafür, dass es reichlich Flüssigkeit zu sich nimmt.

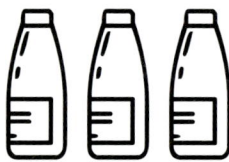

Es ist leider also nun mal so, dass das gesündeste Brot das Vollkornbrot ist. Kinder mögen es, solange es fein vermahlen und saftig ist. Sollte Ihr Kind es nicht essen, dann probieren Sie es doch mal mit Sonnenblumen- oder Mischbrot.

Kohlenhydratquellen variieren: Zwar handelt es sich bei Brot um eine super Quelle für Kohlenhydrate, trotzdem sollten wir abwechselnd auch mal andere kohlenhydrathaltige Lebensmittel wie Reis oder Kartoffeln essen.

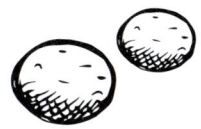

PAUSENBROT & CO: VOLLKORNSTULLE VS. KNOPPERS VS. PIZZATAXI

Das mit den Pausenbroten ist im Grunde ja ein Spiel, glaube ich. Und zwar ein sehr spannendes, denn die große Frage ist jeden Tag wieder aufs Neue: Kommt die Stulle nach der Schule zurück oder nicht? Da stehen wir morgens in der Küche, schmieren Biovollkornbrote, schneiden Paprika- und Apfelschnitze – und bekommen schlimmstenfalls den ganzen Inhalt nach der Schule wieder zurück mit den Worten: »Du weißt doch, dass ich dieses schwarze Brot nicht mag.«

Ich erinnere mich noch gut an meine eigene Schulzeit. Ich war die, wo die Salatblätter aus der Brotdose rausguckten, weil so viel davon auf dem Brot war. Vollkornbrot mit Salat, Tomaten und Käse! Eigentlich ein Wunder, dass ich nicht gehänselt wurde. Aber was will man erwarten, wenn man Eltern hat, die beide Zahnärzte sind.

Die Lösung kann ja auch nicht sein, den Kindern deshalb Mist mit zur Schule zu geben. Das schlimmste Beispiel dafür kam aus Spanien. Ein befreundeter Lehrer, der in Andalusien an einer Grundschule arbeitet, schrieb mir frustriert eine SMS: »Schau mal, was die Kinder hier so zum Mittagessen mitgegeben bekommen.« Und dazu ein Foto einer Konservendose voll gezuckerter Fertig-Ananasscheiben. Hilfe!

Marmelade, Honig & Schokocreme – ist das für die Schule okay oder nicht? Unsere Kinder bringen an einem Schultag Höchstleistungen, deshalb sollte die Brotdose da mithalten. Grundschulkinder im Alter zwischen sieben und zehn Jahren benötigen je nach Körpergröße und Aktivität zwischen 1600 und 2200 Kilokalorien Energie pro Tag. Diese auf mehrere Mahlzeiten vollwertig über den Tag verteilen. Dabei ist »vollwertig« das Zauberwort. Das bedeutet, dass die gesamte Palette vertreten ist: Gemüse, Obst, Getreide und Milchprodukte. Frühstück und Pausenbrot liefern ein Drittel der täglichen Energie. Daher sollten sie aus nährstoffreichen Lebensmitteln bestehen, denn Kinderkörper können die Energie noch nicht speichern. Die erste aufgenommene Mahlzeit muss also die Energie, die über Nacht verbrannt wurde, wieder auffüllen.

"

Ich ärgere mich manchmal schon, wenn die anderen Kinder in der Pause Nutellabrot und Kekse in ihrer Brotdose haben – und ich mein Käsebrot, die Gemüsesticks und Apfelschnitze sehe. Aber ich weiß, dass ich länger lebe, wenn ich nicht nur Schokolade esse. Der Gedanke bringt mich zum Grinsen, und mein Körper freut sich für mich.

PAUSENSNACK-TAUSCH

Das zweite Problem ist dann das Tauschen unter Freunden. Da kommt die Brotdose endlich mal leer zurück, und ich denke: »Super, heute haben sie es mal aufgegessen.« Also lobe ich sie. Und erfahre prompt: Nee, es wurde lediglich mit Frida und Valentin getauscht: gegen Knoppers! Manchmal habe ich schon vermutet, dass die in der

Schule einfach was vom Lieferservice bestellen. Ich sehe sie so auf dem Schulhof sitzen: »Ach kommt, Leute – wir rufen das Pizzataxi an.« Nein, sie tauschen. Das heißt aber auch: Andere Kinder essen das, was ich vorbereite. Paprika, Gurke, Tomate, Apfel. Ich habe recherchiert und festgestellt: Es ist alles eine Frage der Zubereitung. Wenn Pausenbrote *so* aussehen, kann niemand widerstehen – und wird erst recht nicht tauschen.

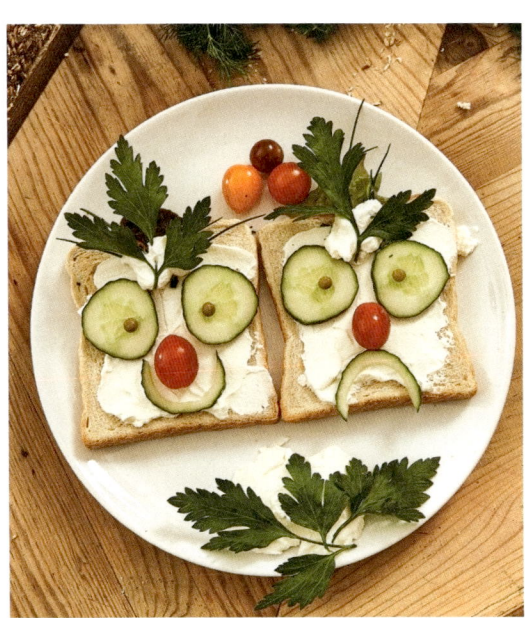

LUSTIGE SNACKIDEEN FÜR SCHULE UND KITA

Wenn Ihr Kind ein normales Pausenbrot verschmäht, versuchen Sie es doch mal mit einem Brotstück in Form eines Puzzlestücks oder eines Schmetterlings. Dafür können Sie entweder extra einen Sandwich-Cutter benutzen, oder Sie nehmen einfach eine normale Ausstechform, die Sie sonst für Plätzchen verwenden.

PIZZA-SANDWICH

ZUTATEN

100 g Mozzarella
2 EL Frischkäse
2 EL fein gehackte
Basilikumblättchen
2 EL Bio-Kinder-Ketchup mit
Apfeldicksaft
1 TL Balsamicoessig
1 TL Zitronensaft
Kräutersalz
2 Scheiben helles Dinkel-Vollkorn-
toastbrot (ca. 80 g) oder 1 Dinkel-
Ciabattabrötchen
1 Scheibe Tomate

Den Mozzarella grob würfeln und mit Frischkäse, Basilikum, Ketchup, Balsamicoessig und Zitronensaft fein pürieren und mit Kräutersalz abschmecken. Für das Sandwich die Dinkelbrotscheiben im Toaster rösten, mit einem runden Plätzchenausstecher (oder einem Glas oder einer Tasse) aus den Brotscheiben so große Kreise ausstechen, dass nur der Rand übrig bleibt. Jeden Kreis (oder die Dinkelbrötchenhälften) mit Pizzacreme bestreichen, auf einen Brotkreis die Tomatenscheibe legen, den zweiten daraufsetzen, gut andrücken.

BROTMUFFINS MIT ÄPFELN

ZUTATEN FÜR 8–10 STÜCK

250 g Brotreste/altbackenes Brot
200 ml Milch
4 EL brauner Zucker
1 Ei
1 Päckchen Vanillezucker
1 TL Backpulver
2–3 Äpfel
Etwas Zimt
1 EL Rosinen
Muffinformen

Das Brot klein würfeln, auch die Rinde kann mit dazu. Die Milch vorsichtig erwärmen und den Zucker darin auflösen. Diese Flüssigkeit über die Brotmasse geben und gut verrühren. Die Masse etwa 30 Minuten ziehen lassen. Je älter und härter das Brot ist, desto länger sollte es in der Flüssigkeit aufweichen.

Danach das verquirlte Ei, Vanille-zucker und Backpulver unter die Brotmasse rühren. Zum Schluss klein gewürfelte Äpfel in die Masse geben und etwas Zimt über die Masse streuen. Wer mag, kann ein paar Rosinen dazugeben.
Alles in die Muffinformen geben, ruhig richtig hoch, die Masse geht beim Backen kaum auf. Im vorgeheizten Backofen bei 200 °C (Umluft) 20–25 Minuten backen.

MÜSLI-MUFFINS MIT QUARK

ZUTATEN FÜR CA. 12 STÜCK

80 g Zucker
1 Päckchen Vanillezucker
100 ml Sonnenblumenöl
1 Ei
250 g Magerquark
200 g Vollkornmehl
1½ TL Backpulver
100 g zarte Haferflocken
2 reife Bananen
2 EL getrocknete Cranberries

Zucker, Vanillezucker und Öl cremig rühren. Das Ei untermixen und zum Schluss den Quark unterheben. Mehl mit Backpulver und Haferflocken verrühren und vorsichtig unter den Teig geben. Die Bananen schälen und mit einer Gabel zerdrücken. Zusammen mit den Cranberries unterheben. Den Teig gleichmäßig auf gefettete Muffinförmchen verteilen und im vorgeheizten Backofen (Ober- und Unterhitze 175 °C) 20–25 Minuten backen.

MINI-GEMÜSEMUFFINS

ZUTATEN FÜR CA. 10 STÜCK

50 g Zucchini
75 g Möhren
5 Stängel Schnittlauch
75 g Mehl
½ TL Backpulver
Etwas Salz
1 Ei
1½ EL Sonnenblumenöl
50 ml Wasser
25 g geriebener Emmentaler

Zucchini und Möhren schälen und fein reiben. Den Schnittlauch in feine Röllchen schneiden. Mehl, Backpulver und Salz miteinander verrühren. Ei, Öl und Wasser nach und nach unterrühren. Zum Schluss das Gemüse, den Schnittlauch und den Käse zugeben. Den Teig auf ein sauberes Geschirrhandtuch legen und die überflüssige Flüssigkeit ausdrücken. Dann die Muffinförmchen mit dem Teig befüllen und im auf 180 °C Umluft vorgeheizten Backofen ca. 15 Minuten backen.

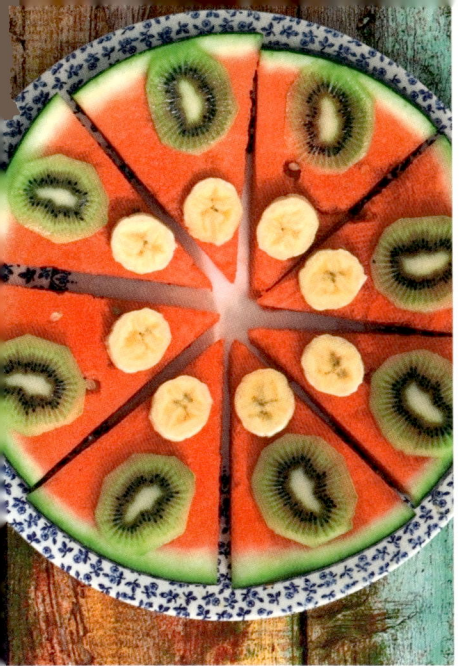

PIZZA-MELONEN-STÜCK

ZUTATEN
½ kleine Wassermelone
1 Kiwi
1 Banane
100 g Blaubeeren
Kokosraspel
Die Wassermelone in ca. 2 cm dicke Scheiben schneiden. Dann die Kiwi und die Banane schälen und in Scheiben teilen. Blaubeeren waschen. Die Wassermelonenscheiben mit Kiwi, Banane und Blaubeeren belegen. Die Kokosraspel darüberstreuen.

BANANEN-LOLLIS

ZUTATEN
1 große Banane (nicht zu weich)
½ Zitrone
1 Handvoll Pinienkerne
1 Handvoll Cornflakes (ohne Zucker)
Die Banane in 6–8 dicke Scheiben schneiden und mit Zitronensaft beträufeln. Die Pinienkerne fein hacken und in kleine Schälchen füllen. Cornflakes klein bröseln, in ein Schälchen füllen. Die Hälfte der Bananenscheiben in Pinienkernen, die andere Hälfte in den Cornflakes wälzen. Lollistiele in die Bananenscheiben stecken.

Tipp: Gemüse als Rohkost – geht besser als gekocht am Anfang. Mit leckerem Dip (zum Beispiel Frischkäse mit Chilisoße, Avocadocreme, Ampel-Dip)

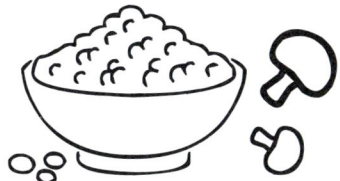

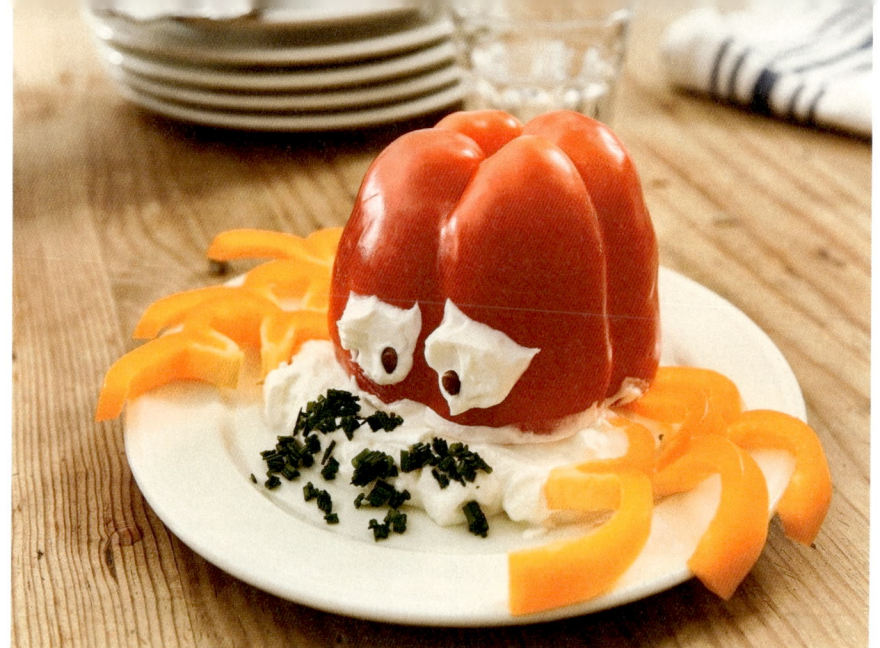

ROHKOST MIT AMPEL-DIP

ZUTATEN

100 g Frischkäse natur
150 g Naturjoghurt
Salz und weißer Pfeffer
1 TL Tomatenmark
1 Prise Zucker
Paprika edelsüß
1 Paprika gelb
1–2 TL Curry
1 Bund glatte Petersilie
½ Salatgurke
3 Möhren

Frischkäse mit Joghurt glatt rühren und mit Salz und Pfeffer würzen. Die Creme in etwa drei gleich große Portionen teilen. Eine Portion mit Tomatenmark verrühren und mit Zucker und Paprikapulver abschmecken. Eine gelbe Paprika putzen, entkernen, etwa ein Viertel davon ganz fein würfeln und mit Curry unter die zweite Portion der Creme rühren. Für die dritte Creme Petersilienblättchen abzupfen, fein hacken und unter die übrige Creme rühren. Die übrige Paprika und Möhren in Streifen schneiden und zusammen mit den Dips servieren.

ZUCKER

Zucker! Ein Riesenthema. Das Schlimmste daran: Jeder sieht das auch wieder anders. Die Kinder meiner Schwester haben kein Stück Schokolade bekommen, bevor sie das dritte Lebensjahr vollendet hatten. Aber ganz klar, wir können unseren Kindern natürlich zwischendurch auch mal etwas Süßes geben.

TIPPS ZUR EINGRENZUNG VON SWEETS

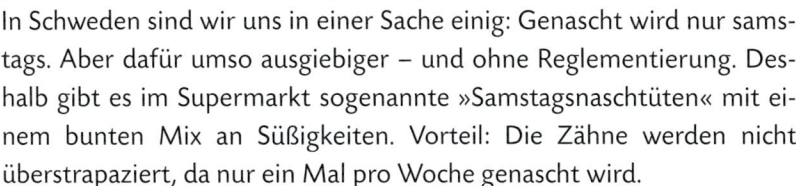

Schwedische Tradition: »Lördagsgodis«
(übersetzt: »Samstags-Süßigkeiten«)
In Schweden sind wir uns in einer Sache einig: Genascht wird nur samstags. Aber dafür umso ausgiebiger – und ohne Reglementierung. Deshalb gibt es im Supermarkt sogenannte »Samstagsnaschtüten« mit einem bunten Mix an Süßigkeiten. Vorteil: Die Zähne werden nicht überstrapaziert, da nur ein Mal pro Woche genascht wird.

Die »Einmal am Tag«-Regel
Einmal am Tag darf genascht werden – immer nach der Schule z. B. Ebenfalls sehr zahnfreundlich, weil sich die Zuckereinheiten nicht über den Tag verteilen.

Aber selbst wenn wir den Zuckerkonsum unserer Kinder innerhalb der Familie reglementieren – Snacks und Süßigkeiten sind ja nicht nur hier ein Thema. Beim Einkaufen, bei Freunden … überall werden Süßigkeiten und andere Snacks angeboten. Aber da bin ich als Tochter zweier Zahnärzte natürlich auch sehr sensibilisiert. Zähne bzw. Karies waren bei uns ein Riesenthema, da meine Eltern das ganze Elend tagtäglich vor sich auf den Behandlungsstühlen liegen hatten. Jammernd vor Schmerzen. Und was passiert, wenn permanent Zucker zugeführt wird – das kann man Kindern erklären.

WIE KARIES ENTSTEHT

In unserem Mund lebt eine Vielzahl von Kariesbakterien, die sich von dem Zucker ernähren, der beim Essen in den Mund gelangt. Übrigens auch von dem in Obst und (weniger) Gemüse. Während diese Bakterien von den Süßigkeiten naschen, entsteht eine schädliche Säure, die die Zähne und den Zahnschmelz auf Dauer kaputt macht. Wenn durch die Bakterien zu tiefe Löcher im Zahn entstehen, greift das den Nerv des Zahnes an. Und das tut weh. Damit solche Löcher erst gar nicht entstehen, sollten Kinder ihre Zähne mindestens zwei Mal am Tag richtig putzen. Aber das ist vermutlich nichts Neues – ich gehe davon aus, dass das jeder weiß.

OBST ENTHÄLT ZUCKER UND SÄURE

Was viele hingegen nicht wissen: Auch säurehaltige Nahrungsmittel wie beispielsweise Obst und Fruchtsäfte schaden unseren Zähnen. Zähneputzen unmittelbar nach der Aufnahme der sauren Lebensmittel verstärkt diese Wirkung, denn der angegriffene Zahnschmelz wird durch die Bürste noch weiter abgerieben. Daher den Mund nach dem Essen mit klarem Wasser ausspülen. Nach etwa einer halben Stunde können die Kinder dann losschrubben.

Wichtig: Die »schlimmste« Form von Obst sind übrigens Fruchtschnitten, Saft und süße Smoothies – weil nicht die ganze Frucht verwendet wird wie beim komplett gegessenen Apfel, sondern durch die gepresste Form ein wesentlich höherer Zuckeranteil enthalten ist. Aber machen Sie bitte nicht den Fehler, auf Lebensmittel mit Süßstoff auszuweichen.

Warum kein Süßstoff? Der Hintergrund: Der süßliche Geschmack von Süßstoffen gibt dem Körper das Signal, dass Zucker kommt, und regt die Insulinproduktion an. Kommt jetzt aber kein oder ganz wenig Zucker, senkt das Insulin den Blutzuckerspiegel stark ab. Dadurch entsteht Heißhunger.

Wussten Sie eigentlich, dass Süßstoff als Masthilfe in der Schweinezucht eingesetzt wird? Das sollte auch dem Letzten wirklich die Augen öffnen und aufzeigen, dass Süßstoff einer der schlimmsten Faktoren für eine erhöhte Kalorienaufnahme darstellt.

Und nicht zuletzt steht nach wie vor im Raum, dass nicht wenige der beliebten Süßmacher krebserregend sind. Zum Beispiel ist Cyclamat mittlerweile in den USA verboten. Daher wirklich nur im Notfall zu sich nehmen – ob Kind oder Erwachsener. Ich gebe meinen Kindern zum Beispiel lieber eine richtige Cola, dafür aber (sehr!) selten.

ÜBERALL LAUERN DIE ZUCKERFALLEN

Auch auf den örtlichen Spielplätzen geht es zu zuckrig zu. Dort gehen insbesondere Großstadtmütter nachmittags gerne hin. Und dort wird gegessen, als ob morgen eine Hungersnot ausbäche. Ich meine, für drei Stunden auf dem Spielplatz muss man doch nicht tütenweise Proviant mitnehmen! Mein Freund Heino erzählte mir irgendwann total frustriert: »Ich verstehe das nicht. Wenn ich mit den Kindern mal vor dem Abendessen auf den Spielplatz gehe, fragt Maren (seine Frau) jedes Mal: ›Hast du denn was zum Essen dabei?‹ Und wenn ich dann sage: ›Wir gehen doch nur 'ne Stunde oder zwei auf den Spielplatz!‹, guckt sie mich an, als hätte ich gesagt: ›Wir gehen zwei Wochen auf Safari.‹ ›Ja klar«, konnte er sich dann nicht verkneifen zu antworten, »die ganzen Gerippe der verhungerten Kinder zwischen Haustür und Spielplatz – mit halber Fruchtschnitte (natürlich bio!) in der Hand … Das kennt man ja!« Und in der Tat verstehe ich ihn. Früher sind die Kinder einfach auf den Spielplatz gegangen, den Satz der Mutter in den Ohren: »Komm wieder, wenn es dunkel wird.« Heute ziehen alle mit Kind und Kegel los – und dann wird im Park das Buffet aufgebaut, bestehend aus Mini-Croissants, Möhren- und Apfelschnitzen, Crackern, Salzstangen, Zwieback, Reiskeksen, Eistee und Apfelschorle.

IST ZUCKER EINE DROGE?

Immer wieder wird behauptet, dass Zucker eine Droge sei. Fakt ist: Dem ist nicht so! Aber: Der Konsum von Zucker regt die Dopaminausschüttung an – das Belohnungssystem des Körpers. Der Hintergrund: Seit Urzeiten ist der menschliche Körper auf süßen Geschmack geprägt, denn dieser deutet auf energiereiche und bekömmliche Nahrung hin und sichert somit das Überleben. Der leckere Geschmack belohnt den Konsum. Dieses Prinzip benutzen Drogen auch, aber sie täuschen unseren Körper quasi. Man könnte Drogen deshalb als einen Nachschlüssel zum Belohnungszentrum im Gehirn bezeichnen. Sie verschaffen uns ein Wohlgefühl, obwohl es dafür keinen Grund gibt. Entsprechend ist es richtig, dass die Droge den Zucker imitiert. Aber das macht den Zucker noch lange nicht zur Droge.

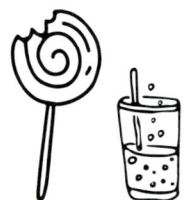

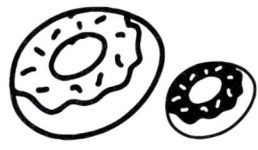

WIE VIEL ZUCKER IST VERTRETBAR?

Die gute Nachricht ist: Solange Kinder noch keine Süßigkeiten kennen, vermissen sie sie nicht. Das ist der Vorteil beim ersten Kind: Sie fangen später mit dem Naschen an, weil sie es nicht bei den Geschwistern sehen. Sind sie jedoch auf den Geschmack gekommen, dürfen auch kleine Kinder einmal am Tag eine kleine Handvoll Süßes essen. Das Forschungsinstitut für Kinderernährung empfiehlt eine Portion von 50 Gramm und 150 Kilokalorien pro Tag für Kinder im Alter von vier bis sechs Jahren. Das entspricht zum Beispiel einer Kugel Eis oder 30 Gramm Gummibärchen. Bereits beim Einkauf gilt es allerdings, ganz genau auf die Nährwertangaben von Schokoriegeln und Co. zu achten, denn oftmals übersteigen diese schon die empfohlene Tagesmenge. Aufpassen müssen wir auch bei Fruchtjoghurt oder Müsliriegeln, die auf den ersten Blick sehr gesund wirken, aber auch sie enthalten viel Zucker und Kalorien. Von Cornflakes ganz zu schweigen …

Am besten geben wir den Kindern direkt nach dem Essen etwas zu naschen. Dadurch steigt der Blutzuckerspiegel nicht noch mal so stark an. Ein weiterer Vorteil ist die Gewöhnung der Kinder an eine feste Zeit für Süßes. Haben sie sich erst mal an den Rhythmus angepasst, quengeln sie auch nicht zwischendurch. Wichtig ist bei dieser Methode, dass die Süßigkeiten nicht zum Sattwerden genutzt werden, sondern ausschließlich dem Genuss dienen. Also nach dem Essen.

„

Ich liebe Lollis, aber wenn ich meine Eltern nach einem frage, sagen sie Nein. Aber obwohl sie dazu Nein sagen (nicht wegen des Zuckers im Körper, sondern wegen der Zähne, Oma und Opa sind nämlich leider Zahnärzte), sind Süßigkeiten trotzdem ein wichtiger Teil in meinem »gesunden« Leben. Weil Sachen, die man nicht ständig isst, dem Körper nicht schaden. Mama sagt, das Doofe an Lollis ist, dass sie so lange im Mund bleiben. Aber das ist ja das, was ich daran so sehr mag, auch wenn es blöd für meine Zähne ist. Also haben wir uns auf einen pro Monat geeinigt. Immer wenn wir einkaufen, dürfen wir uns ein paar Snacks aussuchen, die wir mit zur Schule bekommen. Nichts mit Schokolade (die gibt's nur manchmal als Überraschung heimlich unter dem Schulbrot), aber so Knabberzeug halt. Immer alles zu verbieten muss nämlich gar nicht sein, sagt Mama. Deshalb bekommen wir einmal am Tag eine Süßigkeit, und am Wochenende gehen wir fast IMMER zum Eisladen San Remo und essen Eis oder Waffel. Sogar Mama – und zwar einen Bananensplit! Und ein paarmal im Jahr läuft mein Papa Marathon, zur Feier dieses Tages dürfen wir dann immer so viele Eiskugeln essen, wie wir wollen. Unglaublich. Aber da ich ja weiß, dass der Körper mehr als zwei bis drei nicht gut verträgt, esse ich meist nicht mehr als vier. Aber das Gefühl, dass ich es dürfte, liebe ich.

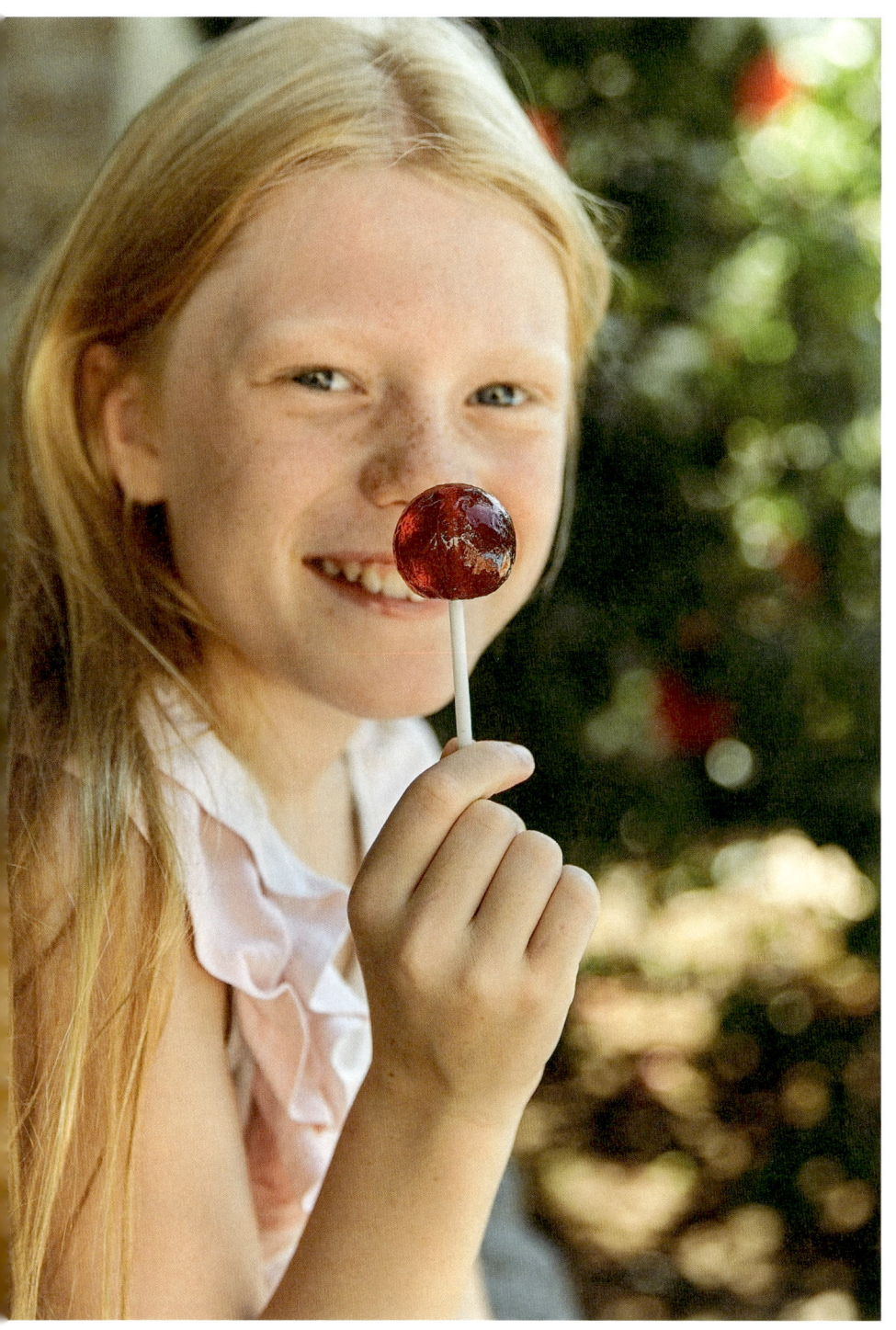

GETRÄNKE

DUUUURST! Damit ist ja nicht zu spaßen, habe ich gelernt. Gerne auch, wenn man gerade das Haus verlassen hat, im Auto sitzt und losfahren will. Oder auf dem Weg nach Hause von einer Verabredung: »Mama, ich hab Durst!« – »Ja, alles klar, wir sind ja gleich zu Hause.« Panik bricht aus. »Aber ich hab *jetzt* Durst!« Oder kennen Sie das nachts? Da liegen die Kinder endlich im Bett, haben zu Abend gegessen (und getrunken!), im Schlafanzug, Zähne geputzt und Gutenachtgeschichte gelesen. Und dann: »Mama, kann ich was zum Trinken haben? Ich hab Durst!«

WIE DURST ENTSTEHT

Unser Körper verliert ständig Wasser – über die Hautoberfläche und durch den Urin. Auch die Niere und der Darm verbrauchen einen Teil des Wassers im Körper. Durstgefühl tritt beim Verlust eines halben Liters auf. Die ersten Entzugserscheinungen sind trockene Schleimhäute im Mund und in der Nase. Somit löst vor allem der trockene Mundraum ein Gefühl von Durst in uns aus. Bei einigen Menschen macht sich der Verlust auch durch Kopfschmerzen bemerkbar. Der Grund dafür ist auch schnell erklärt, denn durch den Flüssigkeitsmangel verdickt unser Blut, und es kommt zu einer verminderten Durchblutung.

Das alles erklärt aber noch nicht, warum Kinder so plötzlich einen »Heißdurst« haben. Dann muss es ja immer SOFORT sein. Es gibt die Vermutung, dass die Kinder sich dadurch Aufmerksamkeit von ihren Eltern holen. Meine kleine Schwester hat zum Beispiel damit versucht, das Insbettgehen zu verzögern. Sobald sie schlafen gehen sollte, hatte sie angeblich großen Durst, und wenn sie dann endlich im Bett lag, stand sie bald schon wieder in der Küche und wollte etwas zu trinken.

WAS GIBT'S ZU TRINKEN?

Und dann ist ja immer die Frage, was denn nun getrunken werden darf. Ein herrlicher Nährboden für unterschiedliche Meinungen unter Freunden und Eltern. Am schönsten fand ich die Diskussionen im Kindergarten, wo sich die Eltern, auf Bonsai-Stühlchen sitzend, die Köpfe heißgeredet haben, ob in der Kita nun tagsüber Wasser ausgeschenkt werden sollte. Inklusive ausführlicher Einzelberichterstattung mancher Eltern zum Trinkverhalten ihrer Kinder. Die Hälfte der Eltern war strikt dagegen, gesüßte Tees oder Ähnliches auszuschenken – und die andere Hälfte der Meinung, die Kinder würden nicht genug trinken, wenn es nur Wasser gibt: »Der Anton mag kein Wasser!« Nee, stimmt: Wenn ich als Kind die Wahl hätte, würde ich auch lieber Fanta trinken! Was ist nun also schlimmer: Wenn das Kind weniger trinkt, weil Wasser eben nicht viel Geschmack hat – oder wenn es den ganzen Tag immer wieder gesüßte Getränke (auch wenn es nicht viel ist) bekommt?

ALSO NUR WASSER FÜR DIE KINDER?

Generell gilt die Regel: Durst nicht mit Limonaden und Co. stillen, sondern mit Wasser – auch zwischen den Mahlzeiten. Schorle, Saft und Co. (wenn es denn sein muss) zum Essen. Ab dem Grundschulalter gilt: Hin und wieder ein Glas Fanta ist in Ordnung, wie immer macht ja schließlich die Dosis das Gift.

Und was die Menge anbelangt: Kindergarten- und Grundschulkinder sollten je nach Alter etwa 0,7 bis 1 Liter trinken. Jugendliche und Erwachsene sollten täglich 1,5 Liter zu sich nehmen.

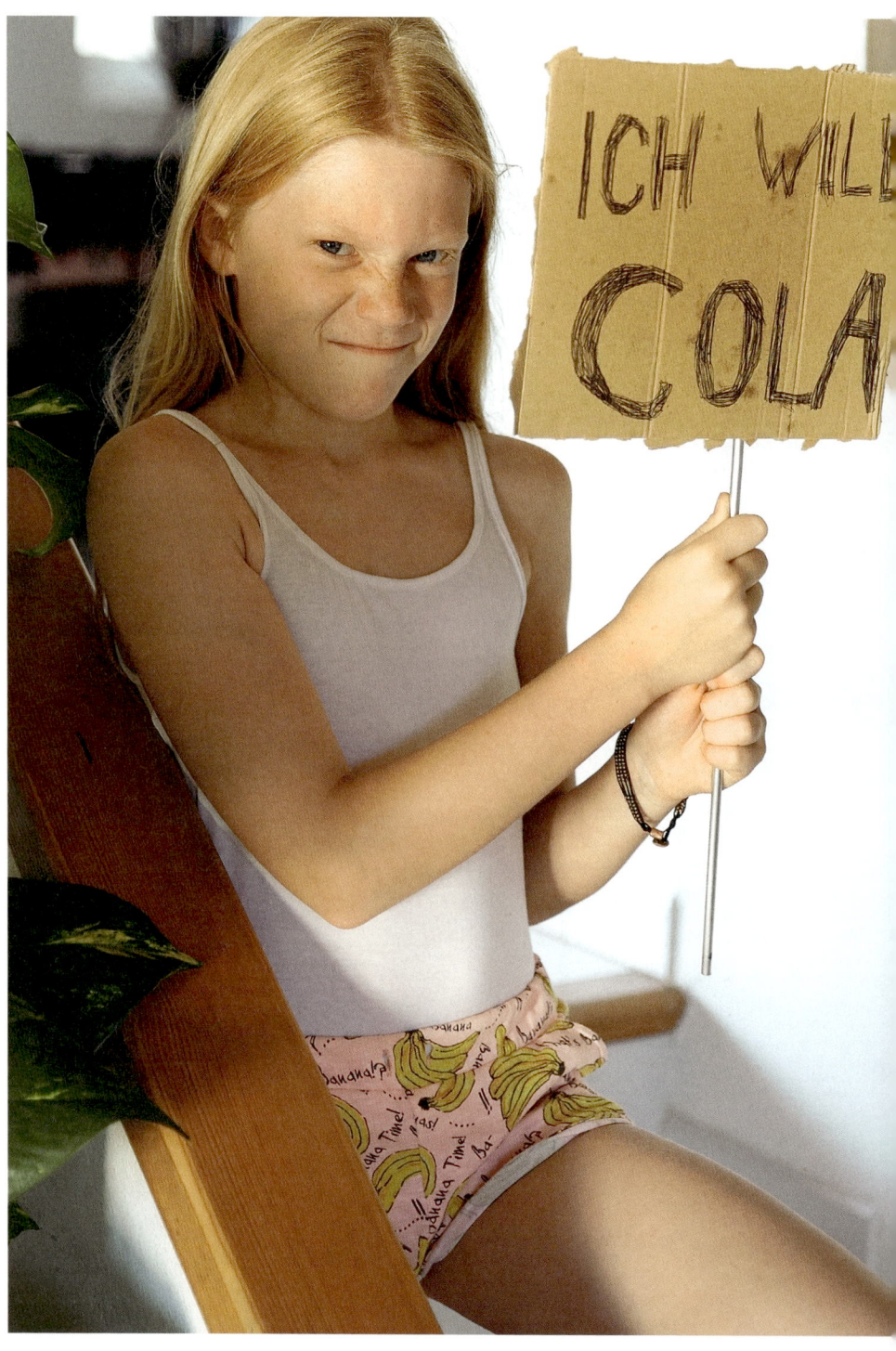

„

Ich mag Wasser. Noch lieber mag ich allerdings Fanta. Und auf Nummer 1 ist natürlich Cola. Leider schläft man nicht gut, wenn man Cola getrunken hat, das merke ich. Dann bin ich aufgekratzt und drehe mich im Bett hin und her. An Tagen, wo man länger aufbleiben will, ist es aber nicht sooo schlimm, glaube ich. Also haben wir uns zusammen in der Familie diese Regel ausgedacht: An normalen Tagen trinken wir Wasser, im Restaurant Fanta, und wenn es ein Samstag ist, gibt's zum Essen eine Cola. Mama hat mir erklärt, dass Wasser für den Körper so ist wie von außen eine Dusche. Und dass davon der Schmutz im Körper weggeht, so wie der zwischen den Zehen. Die Vorstellung finde ich gut. Manchmal fällt mir das ein, und ich trinke ein Glas Wasser, in Apotheken zum Beispiel, wo diese großen Tanks stehen. Und dann freue ich mich schon wieder für meinen Körper. Ich habe oft überhaupt keinen Durst und merke auf einmal nachmittags, dass ich gar nichts getrunken habe. Leider ist es aber wie bei einem Auto: Ohne Benzin fährt es nicht. Sagen Eltern ja dann gerne. Hilft aber nichts, die Begründung, finde ich. Oder sie sagen: Wenn du erst mal Durst hast, ist es schon zu spät – dann ist der Körper schon ein bisschen ausgetrocknet. Wir haben es aber so richtig erst verstanden und mehr getrunken, als wir von der Pipi-Regel erfahren haben. Mein Bruder findet das so lustig, dass er immer von der Toilette kommt und sagt: Japp! Genug getrunken. Und dann grinst er. Ein bisschen eklig natürlich, aber seitdem versuchen wir immer, dass es hell ist, und trinken schnell ein Glas, wenn es dunkel ist.

FANTA UND COLA – AB WANN UND WIE VIEL?

Ab dem Grundschulalter können Kinder zu besonderen Anlässen mal ein Glas Cola trinken Aber wirklich: nicht mehr als ein Glas! Und schon gar nicht abends. Tatsächlich gibt es einige Gründe, warum Kinder lieber die Finger von diesem Getränk lassen sollten. Vor allem wegen des Koffeingehaltes ist das Getränk ungeeignet. Außerdem enthält Cola sehr viel Zucker und Säure, eine Kombination, die schädlich für unsere Zähne ist. Eine amerikanische Studie belegt, dass der übermäßige Konsum von Cola im Wachstum sogar knochenschädigend ist. Im Rahmen dieser Untersuchung haben die Forscher nachgewiesen, dass die enthaltene Phosphorsäure den Kalziumstoffwechsel beeinträchtigt. Damit wird das Risiko für Knochenbrüche erhöht. Wollen wir nicht!

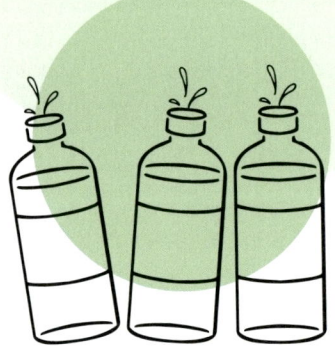

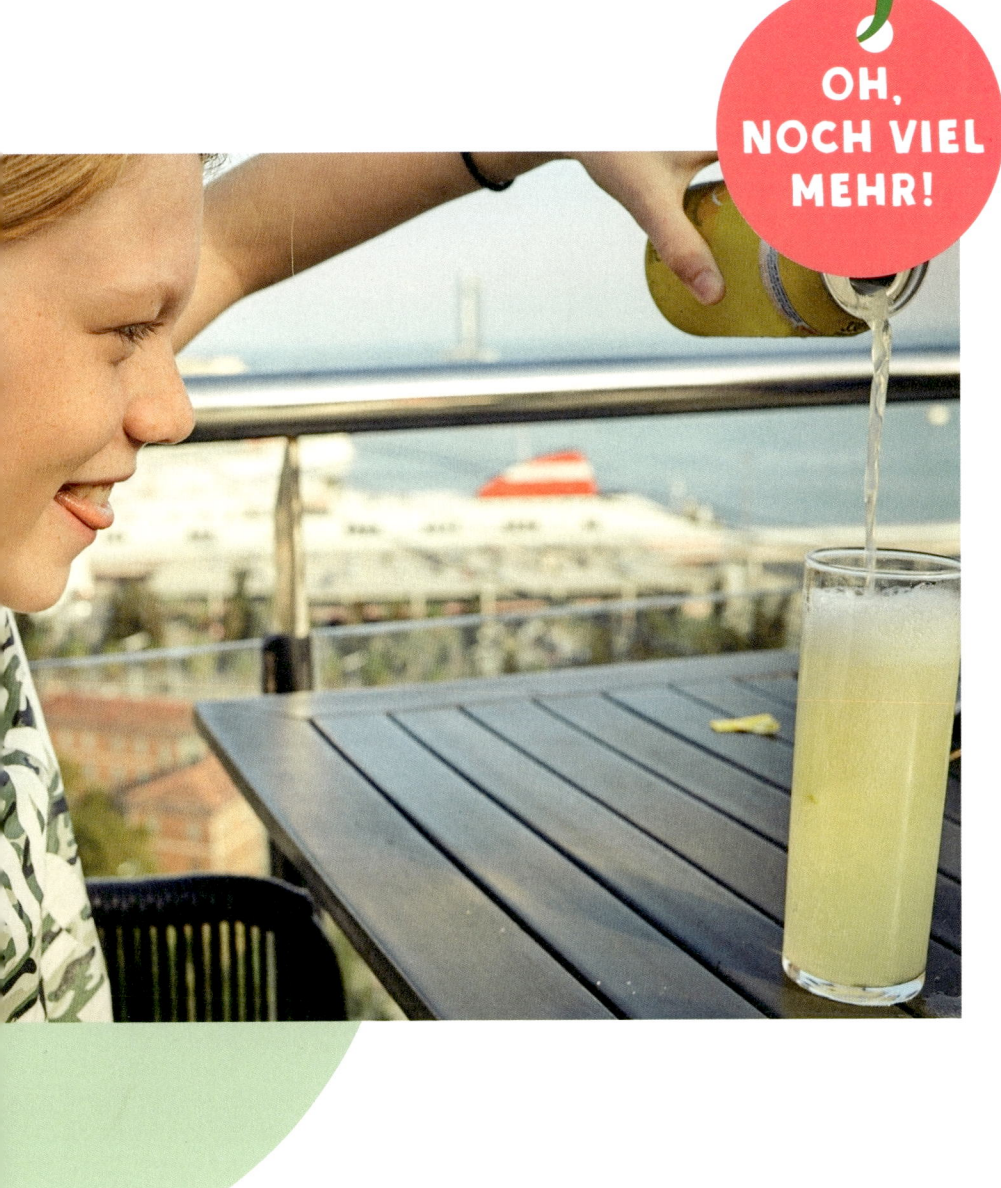

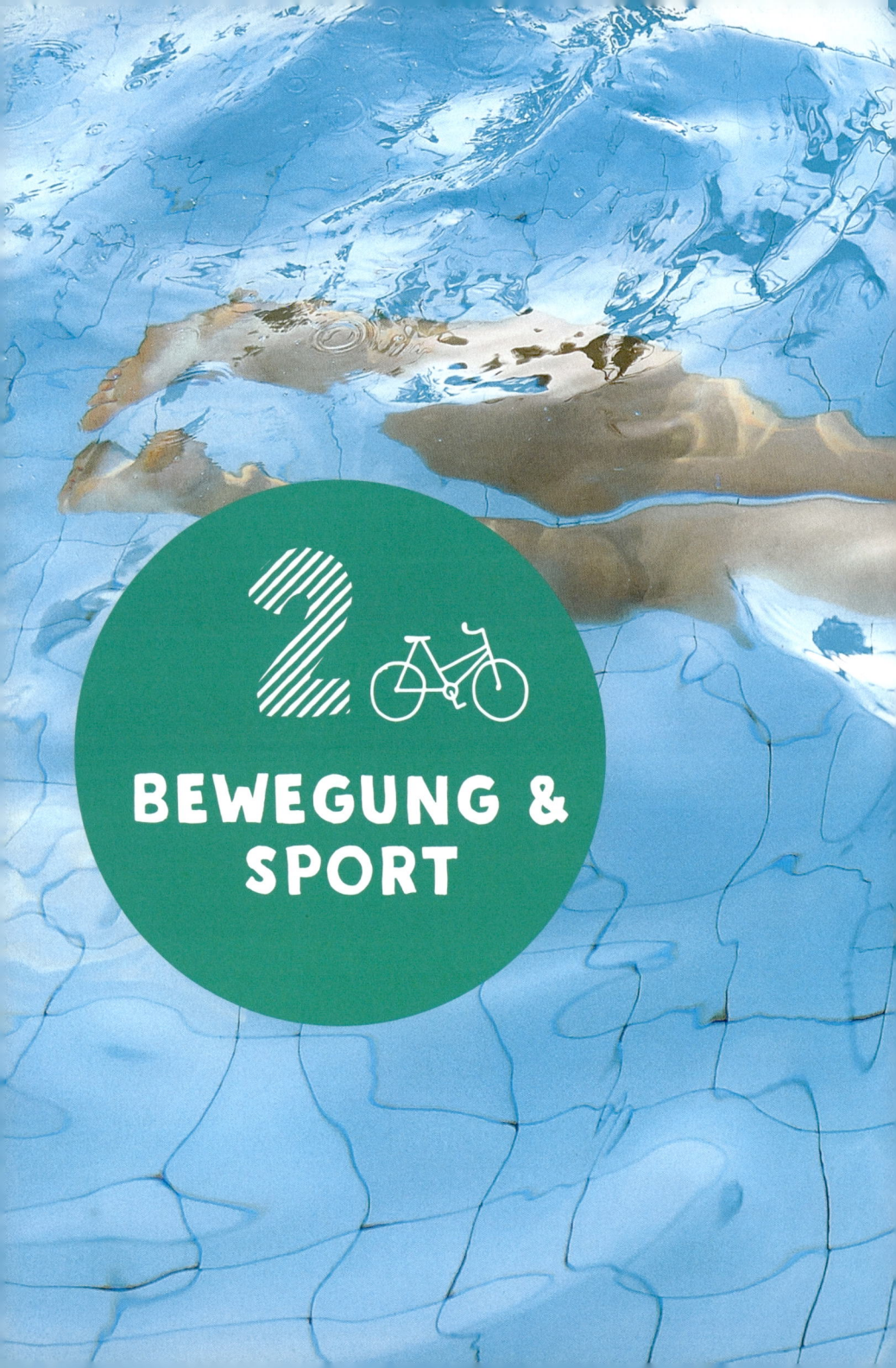

2

BEWEGUNG & SPORT

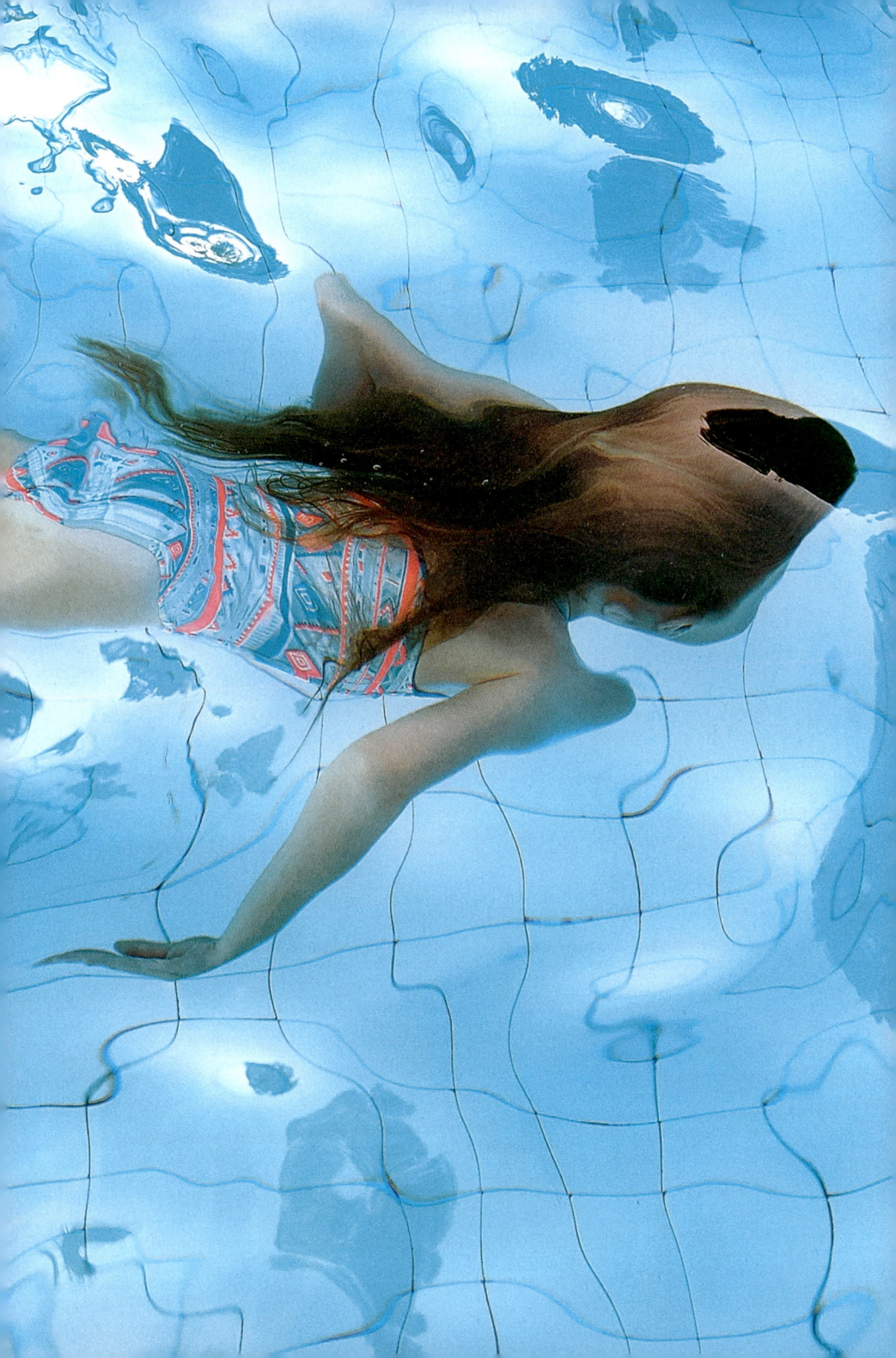

AUF GEHT'S!

Es krabbelt! Zack! Ab auf die Tartanbahn. Für alle, die die nicht wissen, was eine Tartanbahn ist: Das sind diese roten ovalen Leichtathletikplätze, über die wir in der Schule bei den Bundesjugendspielen oder Sporttagen immer gejagt wurden. Bis zur nächsten Olympiade ist es schließlich nicht mehr lange hin. Nein, Spaß beiseite – aber in der Tat: Früh übt sich heutzutage –, das war früher noch anders. Als ich klein war, gab es für die Mütter die Rückbildung – und für die Kinder den Kindergarten mit wöchentlich einmaligem Turnen. Heute ist die Auswahl groß, vor allem in den Großstädten. Und früher denn je. Los geht's schon in der Gebärmutter mit Intrauteriner Meditation, weiter nach der Geburt mit Hot-Water-Yoga zu Mozart-Klängen, Delfinkursen und Turbo-Krabbeln. Letzteren Kurs gibt's übrigens auch für Väter. Das habe ich auch meinem Freund Heino vorgeschlagen, der bemängelt hat, dass er beim Kinderturnen immer der einzige Vater ist. »Das gibt's auch als speziell ausgewiesenes Vater-Kind-Turnen!«, hab ich ihm voll motiviert vorgeschlagen. Woraufhin er sich mit großen Augen in einer ellenlangen Schimpftirade echauffierte: »Babyturnen für Väter!?? Das ist ja noch schlimmer! Da geht doch nur diese Art von Vätern hin, die sich zur Begrüßung dann auch umarmen! Diese Typen hasse ich. Die sprechen mit ihren Kindern auch mit verstellter Stimme in Babysprache und robben auf dem Spielplatz durch Betontunnel, die eigentlich für Dreijährige gebaut wurden. Sitzen im Sandkasten und bauen Eiskugeln aus Sand! Reicht mir doch schon, dass ich immer so tun muss, als würde ich die essen, wenn sie mir gereicht werden. ›Oooh toll, Leon, daaaanke, ha ha gegessen (zur Seite gekippt ☺.‹«

ELTERN-KIND-TURNEN

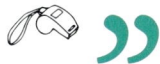

Früher sind wir zum Turnen gegangen. Das war so toll, da hat der Mann, der da arbeitet, immer einen Parcours aufgebaut, und man konnte machen, was man wollte. Mamas Freundin Jantra, deren Kinder meine Freunde sind, war auch mit dabei, und die beiden saßen am Rand der Turnhalle und haben geredet. Was ich daran so gut fand, war, dass man sich so richtig die Beine frei rennen konnte. Wenn ich aus dem Kindergarten kam, habe ich mich manchmal so zappelig gefühlt, und das war dann weg. An den Abenden bin ich immer eingeschlafen wie ein Stein, das weiß ich noch. Mama übrigens auch, weil sie die laute Musik in der Halle und die rennenden Kinder anstrengend fand.

TIPP

Generell gilt: Vor dem Schulbeginn am besten nur hüpfen, laufen, klettern, fangen und Rad fahren. Im Alter von sechs Jahren können Kinder zusätzlich auch mit Kursen beginnen. Dann sind sie in einem Alter, in dem sie eine richtige Sportart erlernen und sich eine Technik aneignen können. Vorher sind die motorischen Fähigkeiten noch nicht genügend ausgeprägt.

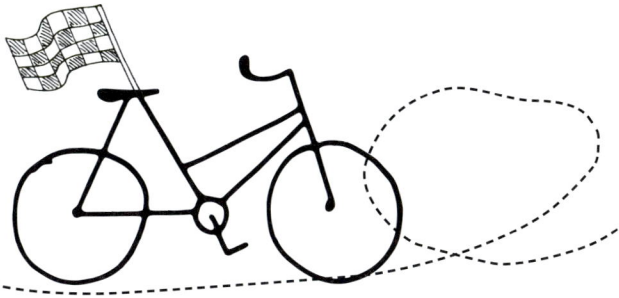

Meine Lieblingssportart ist das Laufen: Das kostet keinen Cent im Monat – außer ein Mal im Jahr ein paar neue Laufschuhe. Und das Tolle ist: Ich habe die Laufschuhe immer im Gepäck und laufe täglich 30 Minuten – egal wo ich bin. Auch mit den Kindern. Die nehmen dann die Inliner oder einen Roller bzw. Skateboard mit – und wir haben sogar noch eine schöne Familienzeit beim Sporteln.

I LOVE IT!

BOXEN ODER SONNENGRUSS?

Im Sportverein müssen wir natürlich erst mal den richtigen Sport finden, denn nur weil Papa gerne einen kleinen Ronaldo aus dem Sohn machen würde, heißt das nicht, dass der auch gerne Fußball spielt. Und aus vermeintlichen Prinzessinnen wird auch nicht zwangsläufig eine Primaballerina. Deshalb: viel Zeit nehmen für die Suche nach der richtigen Sportart und die Kinder nicht beeinflussen! Es geht darum, dass Ihr Kind sich langfristig dafür begeistert.

Ob Kampfsport oder Yoga ist aber wie gesagt eine wichtige Entscheidung. Mein Freund Heino sagte dazu: »Also, ich komme viel entspannter vom Kampfsport als Maren (seine Frau) vom Yoga.« Sein Fazit: »Auf die Fresse hauen« entspannt manche offenbar mehr als der hängende Hund. Mal etwas derber ausgedrückt.

Aber Spaß beiseite, die Frage ist natürlich: Wonach suchen wir die Sportarten aus? Gehen wir nach Konstitution? Nach Charakter? Nach Spaßfaktor? Wenn das Kind etwas egoistisch anmutet, könnte dann Mannschaftssport sinnvoll sein? Dazu sagte Heino, mit dem ich oft über diese Themen diskutiere: »Nee! Dann müssten ja alle Kinder zum Mannschaftssport!« Ha! Wo er recht hat, hat er recht. In der Tat beweist eine Studie nämlich: Menschen, die Teamsport

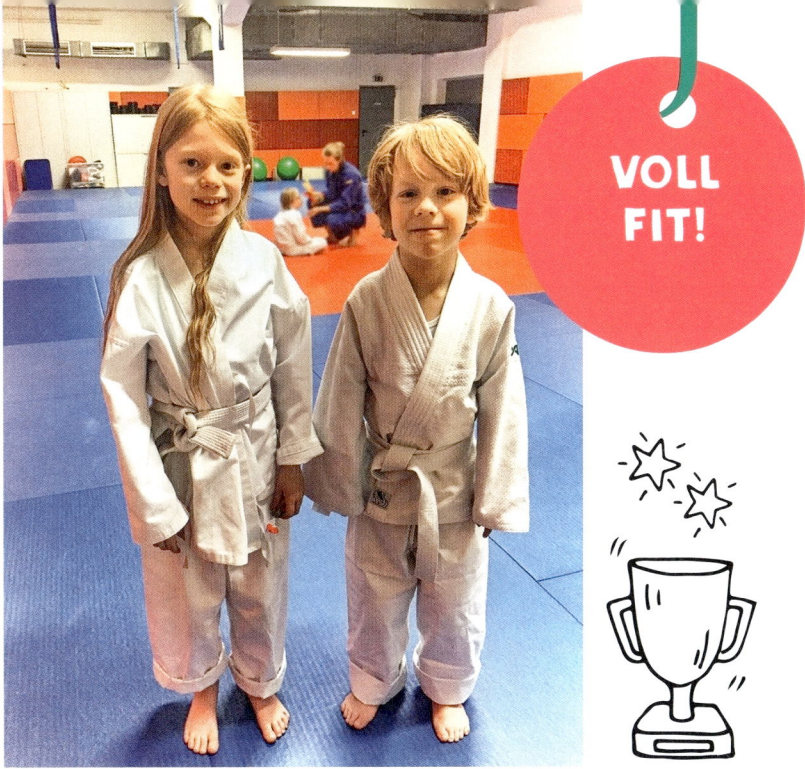

VOLL FIT!

gemacht haben, haben ein ganz anderes Raumgefühl. Sie stehen nicht im Weg, achten auf andere. (Dazu Heino wieder: Und das stimmt tatsächlich! Maren steht in der Küche IMMER im Weg rum – sie hat nie Teamsport gemacht!) Und: Der Teamgeist wächst!

Allerdings ist nicht jedes Kind dafür geeignet. Es braucht schon ein gewisses Maß an Selbstbewusstsein und Durchsetzungsvermögen, denn die Kinder müssen ihren Platz im Team finden und dauerhaft verteidigen. Kinder, die schüchtern und zurückhaltend sind, fühlen sich deshalb leicht als Außenseiter. Aufgrund des fehlenden Selbstbewusstseins leidet dann noch die Leistung, und manche fühlen sich ausgegrenzt. Wenn ein Kind also keinen Spaß am Mannschaftsport hat, dann sollten wir es auch nicht dazu zwingen. Einzelsportarten sind schließlich auch gut für das Selbstvertrauen und finden in der Regel im Kontakt mit (zu) anderen Kindern statt.

Teamsport ist auch insbesondere toll für diejenigen, die eine etwas dominante Art haben bzw. sehr willensstark sind. Ich kenne da zum Beispiel ein Kind ☺. Diese lernen im Team, Rücksicht zu nehmen, sich anzupassen und abzugeben. Wichtig im Umgang mit Freunden und vor allem später im Job mit Kollegen. In einem Rettungsdienstunternehmen, wo ich gearbeitet habe, gab es beispielsweise im Auswahlverfahren der Bewerber die Regel, Kollegen, die Geschwister oder Erfahrung im Mannschaftssport hatten, zu bevorzugen. Ebenso wurde darauf geachtet, ob in der Kaffeerunde zweimal zum Kuchenteller gegriffen wurde, obwohl einige noch gar kein Stück ergattert hatten. Sozialkompetenz lässt sich eben sehr gut im Team erlernen. Nehmen wir das Beispiel Fußball: Unsichere Kinder können dort lernen, den Ball nicht so schnell abzugeben, sondern sich zu trauen, selbst zu gehen, statt abzuspielen. Als Persönlichkeit brauchen wir schließlich beides: Wir müssen abgeben können – aber auch selbst mal aufs Tor schießen.

Tatsächlich wählte man früher die Sportarten anders aus: Wenn der Nachbarsjunge Fußball gespielt hat, sind wir da halt mitgegangen. Heute haben wir andere Möglichkeiten. Und: Natürlich fängt Bewegung nicht erst im Sportverein an. Unser ganzer Tag sollte von Bewegung geprägt sein, egal in welchem Alter. Das fängt schon bei den ganz Kleinen an – wie sonst sollen sie sich daran gewöhnen? Die gute Nachricht ist: Kinder rennen von Natur aus *immer*. Unglaublich, aber wahr. Haben Sie schon mal ein Kind zwischen vier und zehn Jahren gesehen, das *geht*? Ich nicht. Und das ist gut so. Aber wir müssen es natürlich erhalten und später von unbewusstem Rumrennen auf bewusste Bewegung umstellen.

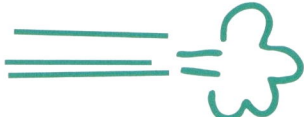

WARUM RENNEN KINDER?

Ist Ihnen schon mal aufgefallen, dass eine Maus beispielsweise viel schnellere Bewegungen macht als ein Elefant? Bei kleinen Kindern ist das ähnlich: Die Stoffwechselrate von Kindern ist höher als bei Erwachsenen. Das führt dazu, dass kleine Kinder sich auch schneller bewegen. Die Lust, schnell zu laufen, spiegelt auch den Spieltrieb wider. Zusätzlich fördert das ständige Rennen die körperliche Entwicklung: Die Kinder trainieren damit das Zusammenspiel ihrer Muskeln, ihren Gleichgewichtssinn und ihre Fitness. Aus diesem Grund sollten Sie darauf achten, dass Ihr Kind genügend Raum für seinen Bewegungsdrang bekommt.

Natürliche Bewegung – spaßig und kostenlos: Toben Sie mit den Kindern! Egal, ob es die Kissenschlacht im Bett, die Rauferei auf dem Sofa oder die Jagd durch den Garten ist. Die allseits beliebte Rangelei mit Eltern, Geschwistern, Freunden stärkt die Bindung, baut Stress ab und ist kostenlose Bewegung! Und Spaß macht es auch noch.

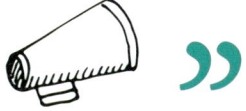

Ich habe drei Brüder. Und natürlich einen Vater. Ich glaube, Jungs toben viel lieber, auf jeden Fall haben wir das samstags immer gemacht. Nach dem Familienfrühstück fing einer an und hat sich aufs Sofa geschmissen und ein Kissen auf jemanden geworfen. Dann haben alle mitgemacht, und irgendwann lagen alle erschöpft übereinander. Das liebe ich an Samstagen.

FISCH SCHWIMMT, VOGEL FLIEGT, MENSCH LÄUFT

Wir sollten nicht jeder Floskel oder Redewendung glauben, aber das berühmte Sprichwort »Was Hänschen nicht lernt, lernt Hans nimmermehr« hält sich nicht ohne Grund schon seit ewigen Zeiten. Die beste Methode, um unseren Kindern Bewegung näherzubringen bzw. sie so zu konditionieren, dass sie es normal finden, Bewegung in den Alltag zu integrieren, ist, Sport von Anfang an mit ins Familienleben einzubauen. Das geht schon im Kinderwagenalter los – mit dem Zufußlaufen!

Denn Fakt ist: Wenn Ihre Kinder erst mit fünf Jahren zum ersten Mal den Weg nach Hause oder die Treppe hoch laufen müssen, ist das zu spät. Mit Recht fragen die Kinder sich dann, warum. Ist der Fahrstuhl kaputt? Ging doch die letzten fünf Jahre auch auf dem Arm der Eltern super! Und klar, die Erwachsenen machen es ja auch vor: Sie fahren abends zum Sport ins Fitnessstudio – aber nehmen im Büro den Fahrstuhl. Ach so, und *zum* Sport geht's natürlich auch mit dem Auto …

LAUFEN, LAUFEN, LAUFEN!

Also: Anstatt die Kinder wie selbstverständlich in den Kinderwagen zu setzen, sollten wir diesen nur als Fortbewegungsmittel für Notfälle benutzen, wenn die Kinder nach längeren Strecken nicht mehr können. Aber ab wann ist das? Schließlich schmeißen sich einige Kinder schon nach 500 Metern auf den Boden und schreien: »Ich kann nicht mehr!« Einige halten im gleichen Alter 2 Kilometer durch – das ist sehr individuell, je nach Durchhaltevermögen, Energie und Muskelkraft der Kinder.

Die Frage ist also: Was leben wir unseren Kindern vor? Kinder lernen vom Abgucken. Das heißt, mein wichtigster Tipp ist, sagen

Sie nicht mit erhobenem Zeigefinger: »Fahr mit dem Fahrrad, das ist viel gesünder!« Sondern fahren Sie selbst Fahrrad! Ha! Ja, ich weiß, das ist die Schattenseite der gesunden Familie. Aber zu sagen: »Fahr mit dem Fahrrad« – und dann selbst ins Auto steigen mit den Worten »Wir treffen uns vor dem Supermarkt!«, läuft halt nicht. Die bessere Methode, um Kindern Bewegung schmackhaft zu machen, ist, dass sie sehen, dass wir bewusst die Treppe statt des Fahrstuhls oder der Rolltreppe nehmen, mit dem Fahrrad zur Arbeit oder Schule fahren und dass Sport zu unserem Alltag gehört. Sie registrieren nämlich alles – und machen es nach.

Und wie ist das mit Rolltreppen? Eine befreundete Erzieherin vermeidet mit ihren Kindergartenkindern die Rolltreppe, da die Kleinen oftmals Angst vor der unbekannten Bewegung der Treppen haben und dadurch unsicher werden. Zudem ist der Gleichgewichtssinn der Kinder noch nicht komplett ausgeprägt, und sie verlieren schneller die Balance. Besonders gefährdet sind sie auch durch ihre Größe: Beim Betreten der Stufen können sie sich die Finger quetschen oder sich mit langen Haaren, offenen Schnürsenkeln, Schals oder Pullovern in den beweglichen Teilen der Treppe verfangen.

TIPP **Erzählen Sie Ihren Kindern von dem Gefühl,** wie schön es ist, wenn man vom Sport kommt. Ausgepowert und glücklich. Dass im Körper Glückshormone ausgeschüttet, dass wir dadurch stark wie Pippi Langstrumpf und gesund wie ein Hund werden ☺.

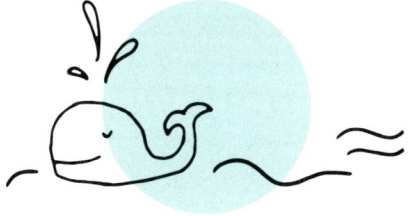

SCHWIMMEN

Zu früh gibt's nicht. Bereits der erste Kontakt mit Wasser beim Babyschwimmen bewirkt für das spätere Leben einen vertrauten Umgang mit diesem Element. Damit entwickeln sich die Kinder auf jeden Fall zu sicheren SchwimmerInnen. Kinder im Alter von fünf bis sechs Jahren sollten einen Kurs besuchen. In diesem Alter ist das Gehirn in der Lage, eine so komplexe Bewegung wie das Brustschwimmen umzusetzen.

Die Faustregel lautet: Wenn Ihr Kind Fahrrad fahren kann, dann ist es auch alt genug, um das Wasserelement zu erobern. Wichtig ist vor allem, nicht zu lange zu warten. Denn nach der Grundschulzeit lässt die Fähigkeit des Gehirns nach, Bewegungsmuster dieser Art zu erlernen.

RADFAHREN

Sobald Kinder den Wunsch äußern, Fahrrad fahren zu wollen, sind sie auch so weit. Aber nicht vorher – auch wenn Eltern das gern hätten. Ein festes Alter, in dem sie Fahrradfahren lernen müssen, gibt es also nicht. Wie bei allen anderen Sportarten gilt auch hier, dass jedes Kind sein individuelles Entwicklungstempo hat. Manche Kinder können schon vor der Einschulung sicher fahren, andere lernen es erst während der vier Grundschuljahre. Ausschlaggebend für den Erfolg sind die motorischen Fähigkeiten Ihres Kindes. Aus diesem Grund sollte Ihr Kind sich zuerst an einem Laufrad oder Roller versuchen, da beide den Gleichgewichtssinn, die Reaktionsfähigkeit und die Körperbeherrschung trainieren. Sobald Ihr Kind damit sicher umgeht, können wir es mit dem Fahrrad probieren.

"

Ich fühle mich frei, wenn ich Fahrrad fahre. Ich liebe Fahrradfahren, aber nach Skateboarden, Inlineskaten, Schwimmen und Sprinten – ich sprinte sogar schneller als mein Vater. Sport ist gut für mich, weil ich mich dabei bewege und nicht nur zu Hause rumsitze (das sagt zumindest meine Mutter immer).

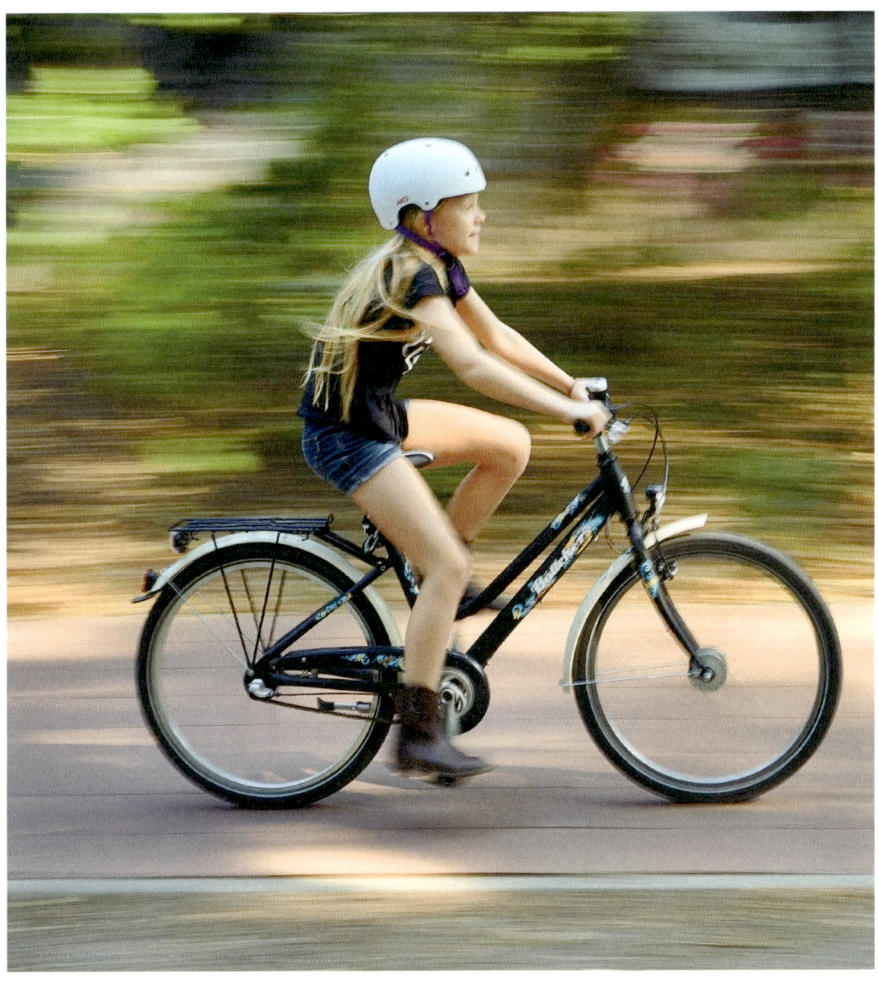

TRITTBRETTFAHRER

Geschwisterkinder stellen wir ja häufig zwischen Mutter und Kinderwagen auf die sogenannten Boogieboards. Was im Übrigen auch zu Rückenschmerzen der Eltern führt. Viel besser ist es, wenn sie sich erst mal daran gewöhnen, zu Fuß zu gehen, statt von Anfang an von den Eltern auf ein »Trittbrett« gestellt zu werden. Denn das suggeriert eben auch, dass Laufen anstrengend ist und wir deshalb ein Hilfsmittel benötigen. Klar finden viele Kinder das unnötige Zufußlaufen erst mal »doof« (wozu hat man schließlich das Auto erfunden) – aber der Mensch ist ein Gewohnheitstier: Wenn wir es ein paarmal durchgezogen haben (Tipp: Kinder ablenken durch Singen oder Spiele im Stil von »Ich sehe was, was du nicht siehst«), dann wird es wie so viele Dinge zur Gewohnheit.

Noch so ein Thema ist das Laufrad. Eigentlich ist das eine gute Sache, aber gefühlt fahren die Kinder immer früher mit diesen Rädern, bei denen sie sich mit den Füßen abstoßen können – aber auf einem Sattel sitzend. Häufig in einem Alter, in dem sie einem Zweirad noch gar nicht gerecht werden. Mir ist vor einiger Zeit mal ein 18 Monate altes Kind auf einem Holzlaufrad von hinten zwischen die Füße gefahren, weil es nicht bremsen konnte – inklusive Überschlag meiner Wenigkeit mitten auf dem Zebrastreifen. Ja, Sie lachen, sah sicher auch lustig aus, aber war sehr schmerzhaft, insbesondere für das Kind – und alle waren total aufgelöst. Nur weil die Eltern unbedingt wollten, dass ihr Kind Fahrrad fahren kann, bevor es richtig läuft.

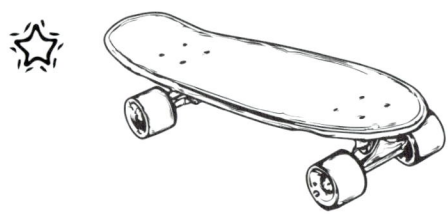

NEHMEN SIE IHREN KINDERN ZU VIEL AB?

Häufig machen wir Eltern aber ohnehin viel zu viel. Manchmal, weil das Kind quengelt – aber auch weil viele Dinge sonst endlos lange dauern würden. Kinder, Haushalt, Job – wer hat da denn noch Zeit, eine halbe Stunde mit Engelszungen auf das Kind einzureden, damit es die Treppenstufen in den dritten Stock der Stadtwohnung hochgeht. In einer Lautstärke protestierend, versteht sich, als wollten wir es quälen. Also was macht man: wir tragen sie rauf, ein Kind rechts, das andere links unterm Arm, Einkaufstüten hinten im Rucksack und den Roller in der Hand. Überall sehe ich Mütter (und Väter), die völlig überladen vom Spielplatz kommen oder die Treppen hochschnaufen – weil das Kind keine Lust mehr hat. Ich habe das Gefühl: Die Kinder wissen, dass man nirgends so verletzlich ist wie im Treppenhaus. Und sie nutzen das gnadenlos aus. Sie wissen, dass es im Treppenhaus für uns besonders unangenehm ist, wenn sie schreien, und dass wir alles tun, damit die Nachbarn nicht denken, wir hätten furchtbar unerzogene Kinder.

Aber da müssen wir durch. Meine Freundin gab mir mal folgenden Tipp: Wenn das Kind in unterschiedlichsten Situationen anfängt, Theater zu machen, sich auf den Boden schmeißt oder brüllt, man sei die fieseste Mutter auf der ganzen Welt, soll man sich einfach vorstellen, man sei ein Berg, und mantramäßig im Kopf aufsagen: »Ich bin ein Berg und lasse mich genau wie dieser durch *nichts* aus der Ruhe bringen.« Probieren Sie es aus! Ein anderer Freund sagte mal die weisen Worte: »Charlotte, irgendwann, wenn die Kinder ausgezogen sind, wirst du es vermissen! Du wirst Eltern im Supermarkt sehen, deren Kinder sich auf den Boden schmeißen, weil sie keinen Lolli bekommen, und du wirst denken: ›Ach, hätte ich doch nur noch ein Mal so ein kleines Ding – egal wie sehr es schreit!‹ Ganz ehrlich: Ich bezweifle das ☺. Aber wer weiß?

MIT DEM AUTO, DEM FAHRRAD ODER ZU FUSS ZUR SCHULE?

Auf dem Schulweg geht's schon los mit dem Thema Bewegung. Oder eben auch nicht. Der kurze Schulweg – für kurze Kinderbeine wirkt der natürlich wie ein Marsch über den Jakobsweg. Warum nicht mit dem Auto fahren, fragen sich die lieben Kleinen. Oder wenigstens mit dem Fahrrad.

In schicken Hamburg-Eppendorf sehen die Eltern das ganz genauso. Man vermutet einen Staatsempfang, wenn man dort am Montagmorgen um 8 Uhr durch die Turmstraße fährt. Acht schwarze SUVs der teuersten Marken fahren bei der Schule vor, parken in Reih und Glied und versperren die Straße. Ist Frau Merkel zu Besuch? Im Radio haben sie gar nichts davon gesagt. Nein. Stattdessen: Acht verwöhnte Kinder. Die Schule hat kürzlich die Auszeichnung »Wo am wenigsten Kinder zu Fuß gebracht werden« erhalten. Top!

Unsere Großeltern sind barfuß im Schnee 10 Kilometer zur Schule gelaufen – und unsere Kinder werden 40 Meter um die Ecke gefahren. Zu Recht gibt es an einigen Schulen mittlerweile Elterninitiativen mit Verkehrspolizisten, um die Kinder bzw. Eltern dafür zu sensibilisieren, die Kiste stehen zu lassen und stattdessen mit den Kindern zur Schule zu spazieren. Das hat nämlich mehr Vorteile als einfach nur die Gewöhnung an Bewegung – was ja an sich auch schon toll ist. Darüber hinaus ist es aber auch *die* Gelegenheit, ein Viertelstündchen Quality time mit dem Nachwuchs zu verbringen. Ich empfinde es als äußerst gewinnbringend für die Eltern-Kind-Bindung, und Studien bestätigen das, mindestens ein Mal am Tag die Zeit zu haben, um über Dinge zu reden oder einfach nur zu zweit zu sein. Wir schnappen uns morgens immer den Hund (auch ein Vorteil: Der Hund war schon zur Morgenrunde draußen!), den Regenschirm (im Norden der Republik nun mal in der Regel im Dauereinsatz) und spazieren zur Schule. Ich mag das sehr. Viele Eltern können es ja im Übrigen auch gar nicht erwarten, dass ihre Kinder alleine zur Schule gehen. Da wird man mit hochgezogenen Augenbrauen strafend belächelt, wenn man sein Kind in Klasse 2 noch bringt. Aber ich habe mal einen Post bei Facebook gelesen. Geschrieben hatte ihn die Mutter einer 17-jährigen Tochter. Da stand: »Ich vermisse es so sehr, mein kleines Mädchen in Sandalen, ihrem Röckchen und weißen T-Shirt von der Schule abzuholen und mit ihr Hand in Hand nach Hause zu spazieren.« Das habe ich mir zu Herzen genommen und genieße es seitdem jeden Tag, meine rothaarigen Kinder von der Schule abzuholen. Herrlich.

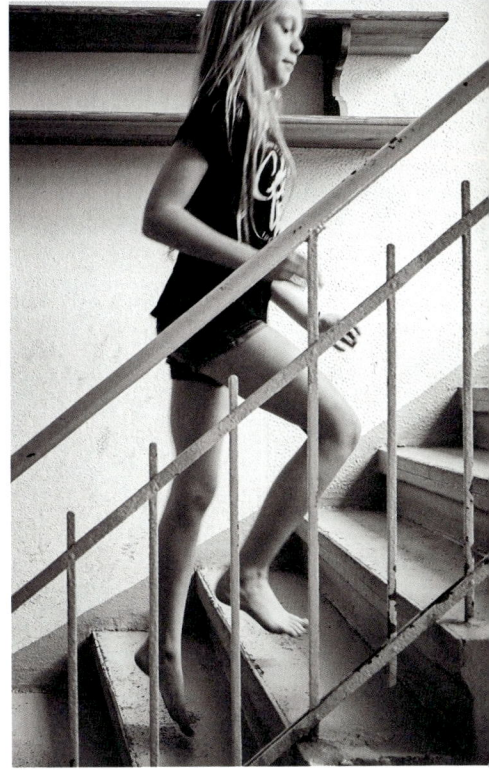

Ich habe früher auch immer gedacht, dass es bequemer ist, mit dem Auto zur Schule zu fahren. Aber irgendwann habe ich festgestellt: Der Schulweg ist einer der wenigen Momente, in denen ich Mama für mich habe. Wir nehmen immer den Hund mit und gehen deshalb einen kleinen Umweg, der durch den Park führt, damit der Hund rennen kann. Und dann reden wir über alles Mögliche, manchmal auch nicht, aber meistens. Aber es ist immer gemütlich. Ich halte dann ihre Hand, und obwohl ich schon längst alleine gehen könnte, bringt und holt sie mich, damit wir Zeit zusammen haben.

GENERATION RÜCKSITZ

In vielen Familien sieht die Wirklichkeit anders aus. »Generation Rücksitz«, so bezeichnen Experten die heutige Kindergeneration. Aber Studien zeigen: Kinder sind durch die Autofahrt müde und passiv. Mitschüler, die gelaufen sind, können dagegen im Unterricht besser aufpassen, sind konzentrierter und fitter. Klar, der Kreislauf läuft auf Hochtouren, die Kinder sind wacher. Außerdem bekommen Rücksitz-Kinder keine Chance, die Umgebung kennenzulernen und mit anderen zu interagieren. Was den Kindern vorenthalten wird: In einer Gruppe unterwegs sein, sich Geheimnisse anvertrauen, Umwege durch Hinterhöfe nehmen oder noch schnell zum Kiosk gehen und Süßes für die Pause kaufen. Kinder, die zu Fuß in einer Gruppe zur Schule gehen, schaffen sich einen eigenen kleinen Lebensraum, den sie zusammen mit Freunden entdecken können. Eine Studie für ängstliche Eltern: Die Statistik der Deutschen Verkehrswacht zeigt, dass die meisten Kinder im elterlichen Auto verunglücken, nicht als Fußgänger auf dem Schulweg. Demnach handelt es sich um keine wirkliche Unfallquelle, wenn Kinder mit Freunden zur Schule laufen. Im Gegenteil: Sie sind sicherer im Straßenverkehr und haben ein ausgeprägtes Bewusstsein für Gefahrensituationen. Aber wie gesagt: Dafür hat es andere Vorteile, wenn wir die Kinder bringen. Mal wieder macht's der Mix.

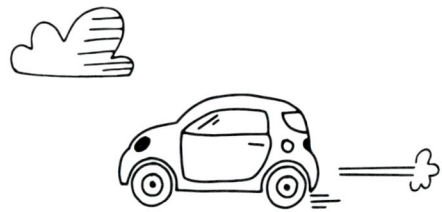

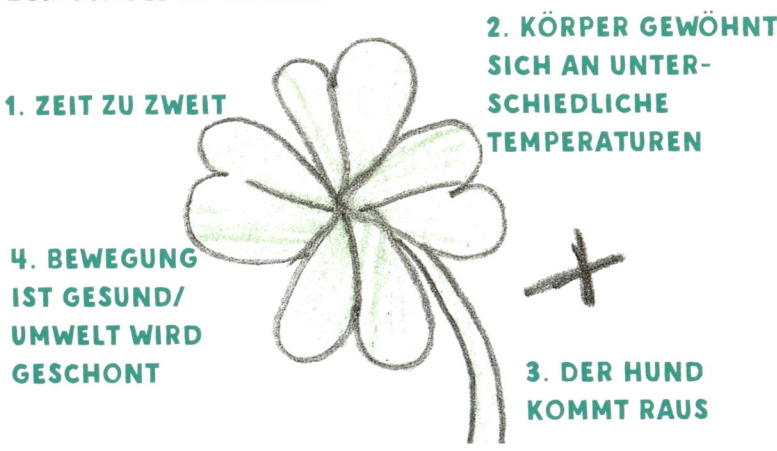

WARUM ES TOLL IST, ZU FUSS ZUSAMMEN ZUR SCHULE ZU GEHEN.

1. ZEIT ZU ZWEIT

2. KÖRPER GEWÖHNT SICH AN UNTER- SCHIEDLICHE TEMPERATUREN

4. BEWEGUNG IST GESUND/ UMWELT WIRD GESCHONT

3. DER HUND KOMMT RAUS

KÖNNEN WIR KINDER FÜR BEWEGUNG SENSIBILISIEREN?

Eindeutig: Ja, können wir! Zum Beispiel: Zusammen rausgehen und Spiele spielen, Inlineskaten, Seilspringen, Fußballspielen. Gleich heute. Und versuchen Sie, auf jedem Spaziergang einen kleinen Bewegungsparcours einzubauen. Zum Beispiel lassen Sie Ihr Kind über einen Baumstamm oder eine Mauer balancieren. Und noch ein kleiner Tipp: Verschenken Sie zu Geburtstagen und Weihnachten Bewegungsspielsachen. Vielleicht einen neuen Ball, Inliner oder ein Skateboard. Wie immer sollten wir natürlich nicht vergessen, selbst zu sporteln und Vorbild zu sein – sonst nützt es alles nichts. Noch mal: Kinder schauen sich alles von uns ab.

Übrigens: Wenn wir unsere Kinder früh an einen oder mehrere Ballsportarten heranführen, entwickeln sie ein Gefühl für den Ball – und ihnen stehen später mehr Sportarten offen. Schießen, werfen und fangen bedeutet komplexe Bewegungsabläufe, die sich in Kindesalter leichter erlernen lassen.

Mein persönlicher Spaß-Tipp ist ja Tischtennis! Ich *liebe* es. Und das, obwohl ich gar kein ausgeprägter Ballsportler bin. Im Gegenteil. Aber es gibt wenige Dinge, die ich so spaßig finde wie Tischtennis. Zu zweit, mit der Familie, aber auch in größeren Runden. Einfach herrlich, wenn man es erst mal kann. Und wenn *ich* das sogar kann, dann kann das *jeder* lernen! Der Sport eignet sich für Kinder ab fünf Jahren. Am besten lassen Sie die Tischtennisplatte offen stehen (ebenso wie die Gitarre!).

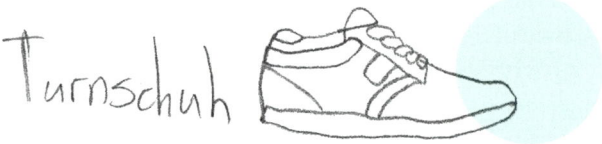

Ein teurer Spaß ist Wintersport. Aaaaaaber, wer es sich leisten kann: Kaum eine Sportart erfüllt so viele gesunde Kriterien. Wir sind draußen, bewegen uns und verbringen Zeit mit der Familie. Wichtig: Als Kind damit anfangen, da Studien zeigen, dass wir im Erwachsenenalter häufig nicht oder zumindest ungern damit beginnen. Es muss übrigens nicht immer gleich die teure Schweiz sein: Im Harz können gerade Anfänger sehr gut erste Erfahrungen sammeln – und auch für Fortgeschrittene ist es ein spaßiger Tag an der frischen Luft.

DURCHHALTEVERMÖGEN TRAINIEREN, INDEM MAN DURCHHÄLT

Wenn eine Sportart angefangen wird, kommt es häufig vor, dass die Kinder nicht lange durchhalten. Karate soll es sein – dann wird der Anzug angeschafft, und nach dem dritten Training hören wir nur noch: »Muss ich da schon wieder hingehen?«
Es geht darum, dass Ihr Kind sich langfristig für etwas begeistert. Wenn irgendwann die Luft raus ist und die ausgesuchte Sportart

keinen Spaß mehr macht, sollten wir die Kinder nicht sofort abmelden, sondern nachhaken: Woran könnte es liegen? Suchen Sie auch das Gespräch mit dem Trainer, denn manchmal gibt es innerhalb der Gruppe Schwierigkeiten oder Ihr Kind ist durch einen Misserfolg demotiviert. Wenn der Spaß und die Freude gar nicht mehr zurückkommen, ist es aber sinnvoll, einen Wechsel zu einer anderen Sportart in Betracht zu ziehen. Das Wichtigste: Ihr Kind sollte weiterhin Sport machen, sonst wird es Bewegung später hassen.

Ich habe überlegt, welchen Sport ich gut finden könnte. Erst mal fiel mir gar nichts ein, aber Mama hat immer wieder nachgefragt. »Ich spiele doch Gitarre«, habe ich gesagt. »Das ist ein Hobby, aber kein Sport. Ich habe Tennis gespielt und bin geritten«, erzählte Mama. Weil meine Freundin Lulu Karate macht, dachte ich, dass das vielleicht Spaß macht. Also haben wir so einen weißen Anzug gekauft, und ich bin hingegangen. Nach ein paar Wochen fand ich es irgendwie nervig, nach der Schule im Winter wieder rauszugehen und in der stinkenden Halle langweilige Übungen zu machen. Und außerdem hat mich der Lehrer immer angemeckert, wenn etwas nicht gut war. »Ich will aufhören, Mama.« Ich musste dann das Schuljahr über noch hingehen, und wenn ich danach wollte, könnte ich aufhören. Das war gut, weil es ja sein kann, dass man es nur kurz blöd findet. War aber nicht so. Mittlerweile habe ich angefangen zu reiten und liebe es so sehr. Ich freue mich jeden Donnerstagabend schon wieder auf den nächsten Donnerstag. »Freu dich lieber über heute, also das, was jetzt gerade ist«, antwortet Mama dann. Daraus hab ich aber gelernt, dass ein Sport dann der richtige ist, wenn man sich richtig freut, hinzugehen. Nur dann wird man auch gut darin, weil man gerne übt.

DIE NATUR ALS WOHNZIMMER UNSERER KINDER

Warum müssen Kinder überhaupt draußen spielen? Ich bin ja ein Freund davon, Dinge infrage zu stellen. In diesem Fall muss man das natürlich nicht – aber Sie müssen gute Argumente haben, wenn die Frage kommt. Das Wichtigste ist: Bewegen können wir uns nun mal eigentlich nur draußen. In der Wohnung geht das schlecht. Mein Sohn würde jetzt sagen: »Stimmt nicht, Mama! Du siehst doch, wie anstrengend zum Beispiel Wii spielen ist – da schwitze ich viel mehr, als wenn ich draußen Fußball spiele!« Daher für Sie ein paar zusätzliche Argumente, um Ihre Kinder früh dafür zu sensibilisieren.

MEHR ZEIT DRAUSSEN – DIE BESTEN ARGUMENTE

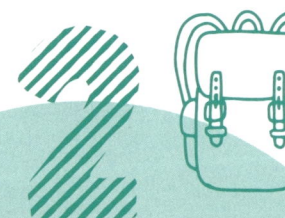

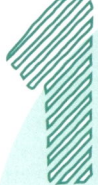

ERSTENS: In der Wohnung, selbst wenn wir diese regelmäßig lüften, verbleibt immer ein wesentlich höherer Anteil an verbrauchter Atemluft. Zwar ist die Sauerstoffzufuhr durchs Lüften immer noch ausreichend, aber die richtige Portion frische Luft gibt es erst im Freien. Und die ist wichtig für unsere Konzentrationsfähigkeit und Gesundheit.

ZWEITENS: Im Freien können Kinder ihren Bewegungsdrang besser ausleben als in der Wohnung. Keine Möbelstücke stehen im Weg, und die Nachbarn laufen nicht Sturm wegen der Hopserei durch die Wohnung. Kinder können sich draußen austoben und ihre Energie loswerden. Tun sie das nicht, sind sie zu Hause zappelig und unausgeglichen.

DRITTENS: Im Freien gibt's eine Menge zu entdecken. Schon die kleinste Ameise ist spannend. Außerdem können die Kinder unterschiedliche Materialien aus der Natur entdecken und daraus Höhlen oder Verstecke bauen. Der Fantasie sind quasi keine Grenzen gesetzt. Erkundungstouren powern aus und machen müde! Ein positiver Teufelskreis, denn: Genügend und erholsamer Schlaf ist wichtig, da dabei viele Reifungsprozesse im Gehirn stattfinden.

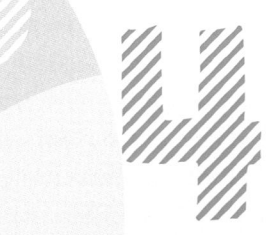

VIERTENS: Mithilfe von Sonnenlicht, das auf unsere Haut scheint, bilden wir Vitamin D. Halten wir uns überwiegend in der Wohnung auf, bilden wir das Hormon Melatonin. Es unterstützt die Ruhe- und Schlafphasen, die der Körper braucht. Das bedeutet: Je höher der Melatoninspiegel, desto müder sind wir.

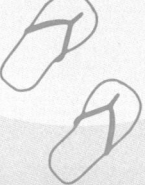

FÜNFTENS: Dies ist ein Punkt, von dem viele nichts wissen: Kinder, die wenig draußen spielen, werden schneller kurzsichtig, denn die Augen benötigen für ihre Entwicklung ausreichend Tageslicht. Die einseitige Belastung beim Lesen oder Tabletspielen wirkt hier negativ. Das Ausmaß zeigt eine Untersuchung aus Ostasien: 80 bis 90 Prozent aller Schulabgänger sind dort kurzsichtig, 10 bis 20 Prozent so stark, dass Erblindung möglich ist. Grund: die Lebensweise der Kinder. Direktes Tageslicht regt die Dopaminproduktion an, und dieser Stoff bewirkt, dass die Augäpfel nicht zu stark wachsen. Dieses Ergebnis bestätigt auch eine Untersuchung von Stadt- und Landkindern: Kinder, die auf dem Land groß geworden sind, sind seltener kurzsichtig als Stadtkinder.

Mehr als 50 Millionen Deutsche sind jeden Tag online. Die 14- bis 29-Jährigen verbringen täglich im Schnitt 274 Minuten im Netz. Das sind viereinhalb Stunden und damit 26 Minuten mehr als noch vor drei Jahren! Im gleichen Zeitraum hat laut KGS die Zahl der Brillenträger in Deutschland um eine Million zugenommen. Mehr als ein Drittel der deutschen Jugendlichen ist bereits kurzsichtig. »Massive Augenprobleme durch digitales Dauerfeuer sind an der Tagesordnung«, sagt auch Kerstin Kruschinski, stellvertretende KGS-Geschäftsführerin.

JUNES LIEBLINGSSPIELE FÜR DRAUSSEN

WALDMEMORY Verschiedene Gegenstände aus dem Wald oder im Park suchen. Zum Beispiel: Tannenzapfen, Baumrinde, Blätter, Gräser. Alles auf den Boden legen. Und dann die gleichen Gegenstände selbst in der Umgebung suchen. Wer zuerst alles findet, hat gewonnen.

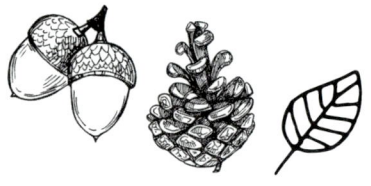

MATSCH-ANGELN Wenn ich keine Lust auf einen Spaziergang habe, sagt meine Oma immer: »Ich hab so einen Hunger! Kannst du mir nicht eine Matsch-Suppe kochen?« Bei dieser Frage kann ich nie »Nein« sagen. Also haben wir uns mit einer kleinen Schüssel auf den Weg zum See gemacht, an dem sie wohnt. Am Ufer habe ich mir einen längeren Stock gesucht, der als Angel umfunktioniert wurde. Damit habe ich Matsch und Blätter aus dem Wasser geangelt und in die Schüssel getan. Nach dem Angeln wurde alles mit etwas Sand »abgeschmeckt«. Dann hat meine Oma die köstliche Matsch-Suppe probiert.

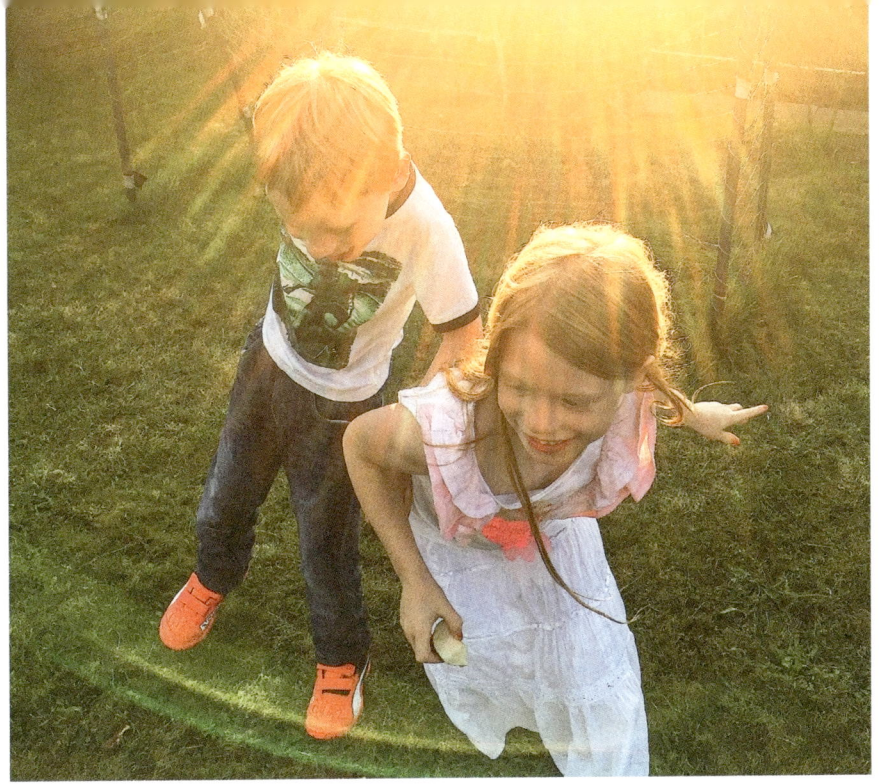

MEIN BAUM, DER BESTE FREUND Beim nächsten Spaziergang einen Baum aussuchen und diesen zu seinem neuen Baum-Freund ernennen. Der kann mit Blumen- und Blätterketten geschmückt werden. Dafür brauchen wir nur einen Bindfaden, und dann kann schon das Sammeln von »Schmuck« bzw. Blättern und Blumen beginnen. Die Ketten hängen wir über die Äste oder um den Baumstamm. Beim nächsten Waldbesuch besuchen wir unseren Freund wieder, schmücken ihn neu oder sagen einfach nur mal wieder Hallo.

WÜRFELN IM WALD Alle sitzen in einem Kreis und würfeln reihum. Wer eine Eins würfelt, sucht einen Stock. Wer eine Zwei würfelt, pflückt zwei Grashalme, bei einer gewürfelten Drei müssen drei Blätter gesucht werden. Und so weiter. Bei der Sechs muss ausgesetzt werden. Wer nach der zehnten Runde am meisten gesammelt hat, ist Sieger.

WENN DIE SONNE LACHT

In den ersten zwölf Lebensmonaten sollten Kinder möglichst keine direkte Sonnenbestrahlung abbekommen. Chemische Sonnenschutzmittel im ersten Jahr möglichst auch nicht verwenden, da sie die sehr empfindliche Babyhaut nur unnötig belasten. Noch bis ins Vorschulalter die pralle Sonne eher meiden, weil Kinderhaut noch nicht schnell und ausreichend Pigmente produziert, die als natürlicher Eigenschutz fungieren. Dieser entwickelt sich erst im Laufe der Jahre. Daher nur an schattigen Plätzen toben und auf Kleidung achten, die die Haut bedeckt.

Um die Haut vor einem gefährlichen Sonnenbrand zu schützen, ist es wichtig, sich immer mit Sonnencreme einzucremen. Schuld an einem Sonnenbrand sind die »gefährlichen Strahlen«, die sogenannten UV-Strahlen. Durch das Eincremen schützen wir die Haut davor. Sonnencreme wirkt quasi wie eine Schutzschicht auf der Haut, die wir regelmäßig erneuern werden müssen.

,,

Ich habe es immer gehasst, eingecremt zu werden. Wir haben lange in Spanien gewohnt, wo man sich wirklich ständig und immer wieder eincremen muss. Man versteht ja auch nicht, warum, bis der erste Sonnenbrand da war. Aber dass viel später daraus Krankheiten wie Hautkrebs entstehen können, das versteht man nicht. Mama hat mir ihre Leberflecke gezeigt, und manchmal musste sie auch welche wegoperieren lassen, weil die sonst vielleicht zu Krebs geworden wären. Das liegt daran, dass sie als Kind manchmal Sonnenbrand hatte. Das will ich auf keinen Fall!

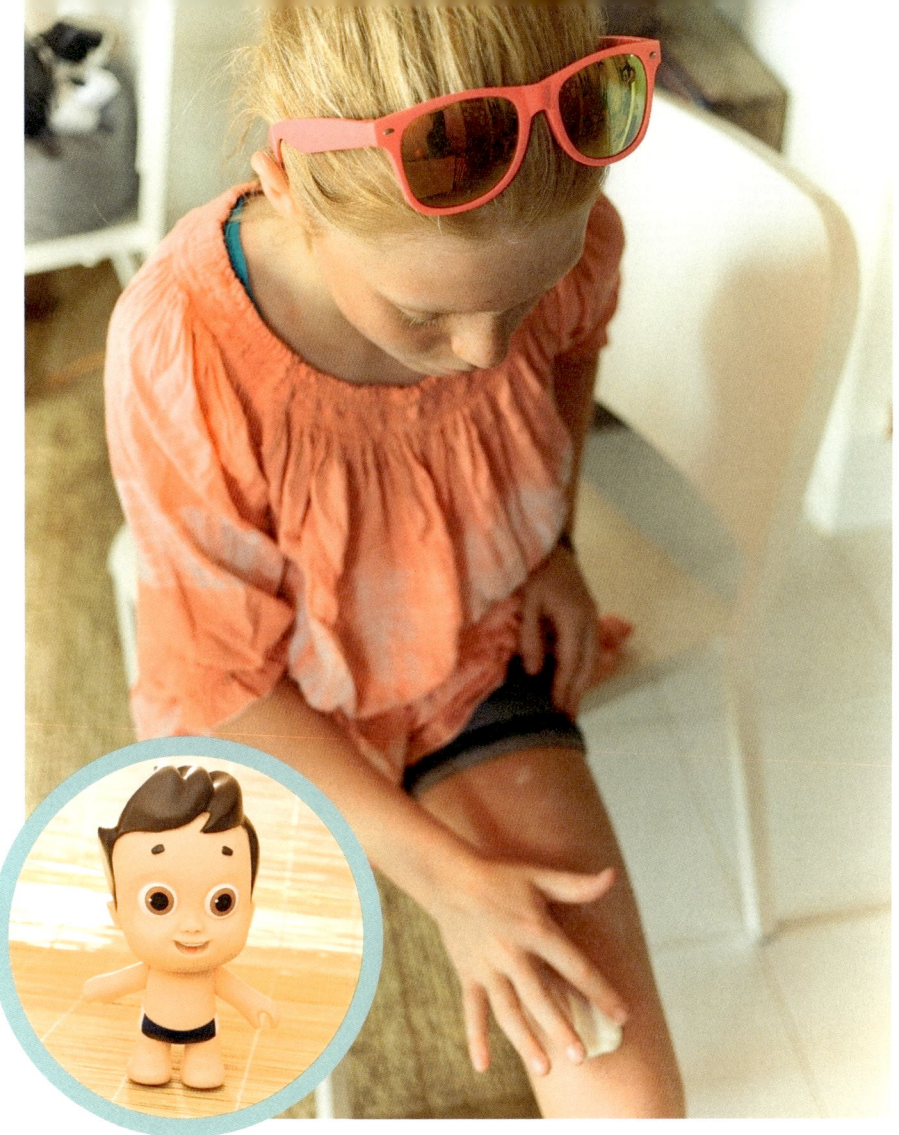

TIPP

SONNENPUPPE: Diese Puppe färbt sich in der Sonne rot, und erst durchs Eincremen bekommt sie wieder ihre natürliche Farbe.

EINCREMEN? EIN KINDERSPIEL!

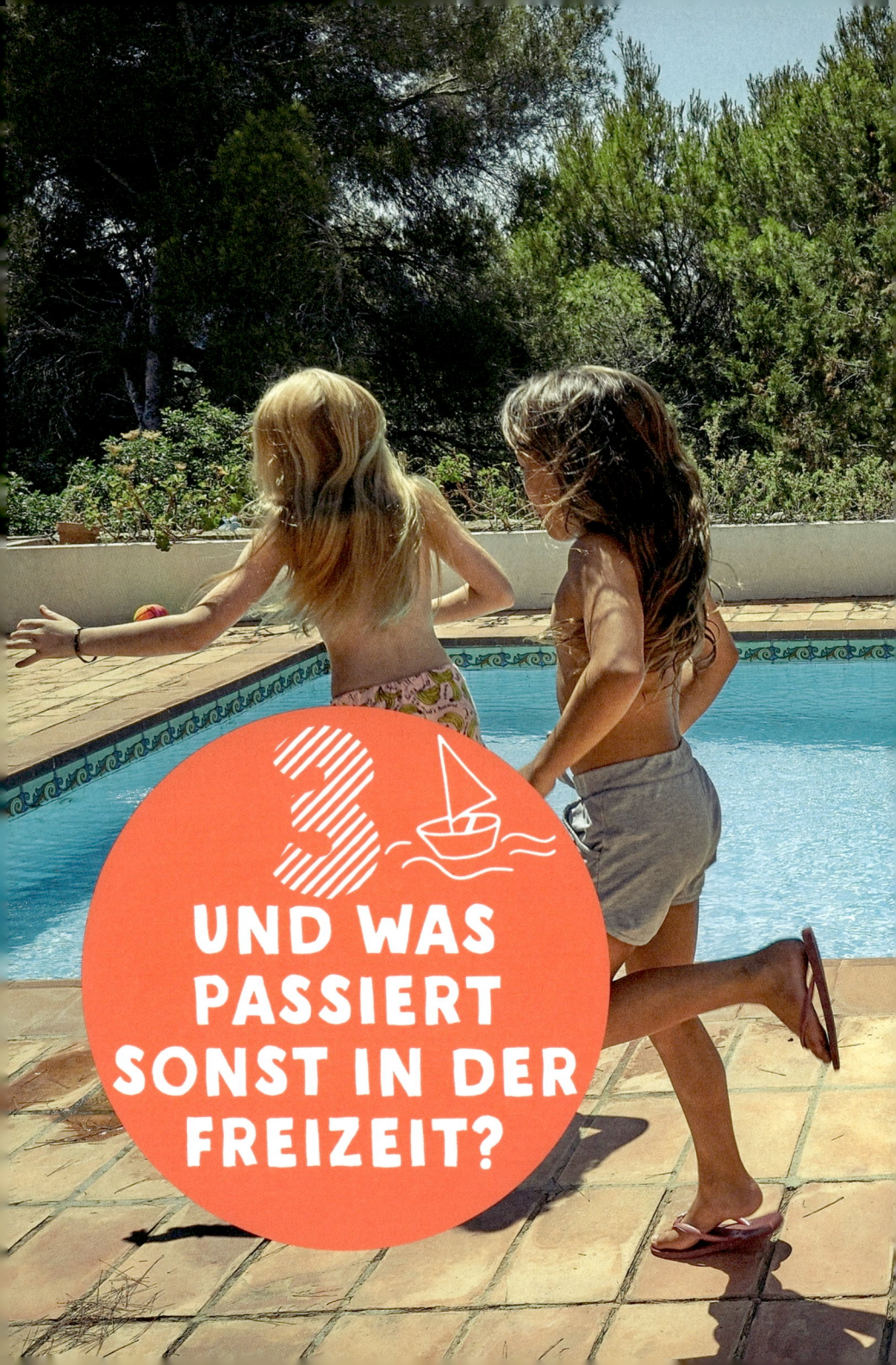

3.
UND WAS PASSIERT SONST IN DER FREIZEIT?

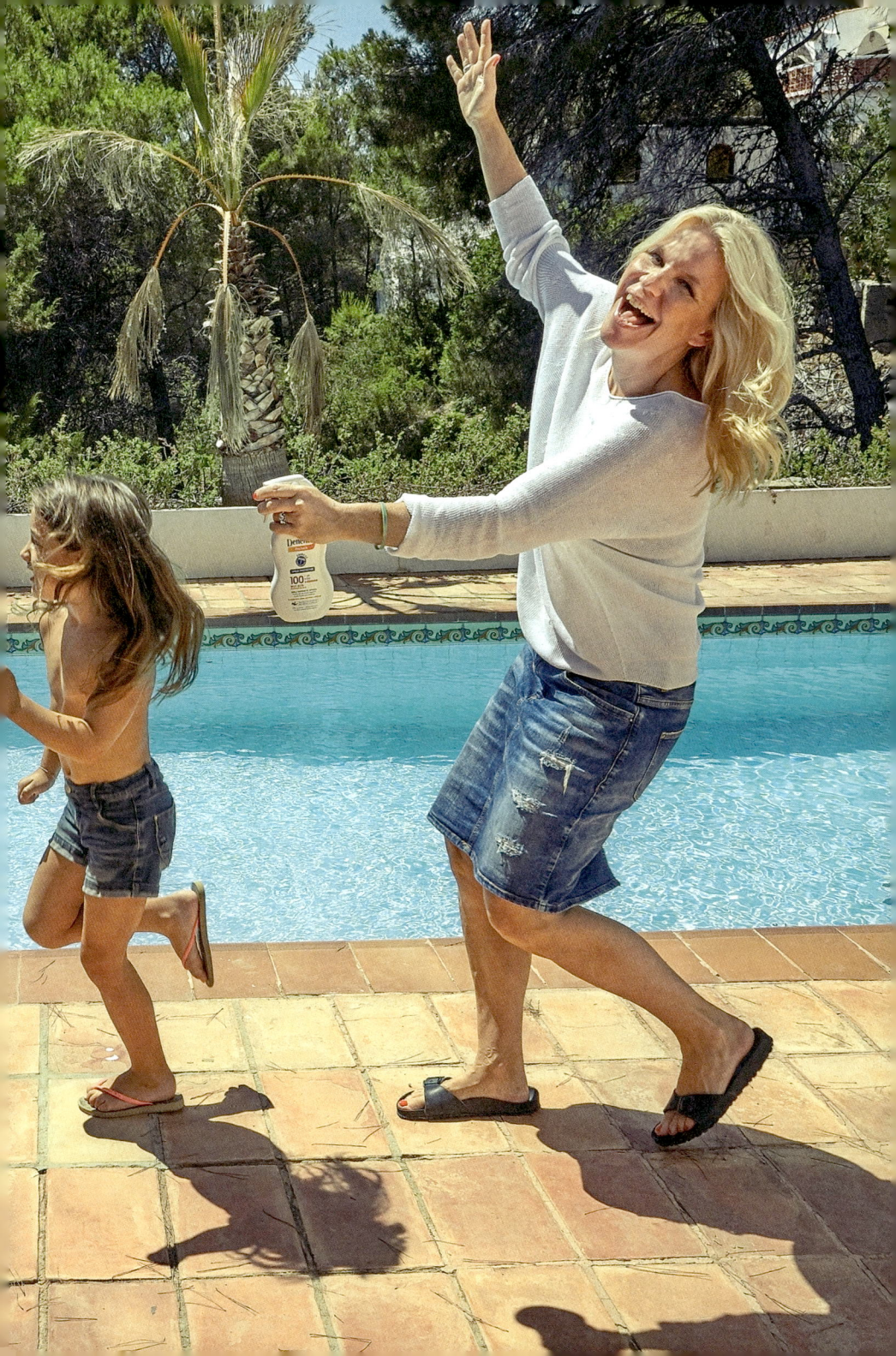

HOBBYS GEHÖREN ZUM LEBEN

Sport ist wichtig – und das eine. Aber es gibt ja auch noch andere Hobbys. So wie damals das Briefmarkensammeln. Ist heute aber nicht mehr up to date. Früher waren wir der King mit einer großen Sammlung – heute bekommen Eltern Angst, wenn ihr Kind sagt: »Mama, ich sammle jetzt Briefmarken.« O Gott, stimmt was nicht mit dem Kind? Noch beunruhigender wäre nur der Satz: »Mama, ich glaube, ich gehe mal ein bisschen spazieren.«

Aber Hobbys zu haben ist genauso wichtig wie Sport. Kinder lernen dabei: Schule ist nicht alles – auch was »nebenher« passiert, ist wichtig. Das führt dazu, dass sie als Erwachsene auch nicht den Job auf Nummer 1 setzen bzw. sich darüber definieren. Und das ist wichtig für das spätere Leben.

Hinzu kommt: In der Schule ist vor allem der Kopf gefordert – musische Fähigkeiten, Bewegung und kreatives Gestalten nehmen eine untergeordnete Stellung ein. Eine Freizeitbeschäftigung, bei der ganz andere Fähigkeiten zum Einsatz kommen, hilft, neue Welten zu entdecken und Stärken auszuleben, die im Schulalltag selten zum Zug kommen. Für schwächere Schüler können Hobbys auch dazu beitragen, das Selbstbewusstsein zu stärken, weil das Kind hier Erfolge haben kann, die ihm in der Schule verwehrt bleiben.

Wir dürfen es allerdings auch nicht übertreiben. Vielleicht haben Sie auch so Menschen im Bekanntenkreis, die immer verplant sind. Da ruft man an, um zu fragen, wann eine Verabredung der Kinder denn passt – und bekommt als Antwort: »Moment, montags haben wir Nachhilfe, dienstags Turnen, donnerstags Klavier. Freitag kommt die Oma ... Hm, Mittwoch vielleicht? Ah nee, da müssen wir zum Zahnarzt. Also höchstens Samstag ... Nach dem Fußballturnier des Bruders.« Alles klar! Da ist man froh, nicht als Antwort zu bekommen: Nach den Sommerferien – vielleicht! Lass uns noch mal telefonieren! Ganz ehrlich: Die armen Kinder.

Überfordern Sie die Kinder nicht mit tausend Aktivitäten – das stresst sie mehr, als es etwas bringt. Empfehlung: Ein bis zwei Aktivitäten höchstens pro Woche, zum Beispiel eine Sportart und ein Instrument.

FREIES SPIELEN – DER WEG IST DAS ZIEL

Ich höre von Kindern, zum Beispiel beim Nachwuchs von Freunden, immer öfter den Satz: »Ich weiß nicht, was ich machen soll …« Gerade in der heutigen Zeit der Tablets, Nintendos, Wiis und PS 4 ist das offenbar ein wachsendes Problem. Diese Geräte sollten wir nicht verteufeln, aber wenn wir immer nachgeben, sobald dem Nachwuchs nichts einfällt, um sich zu beschäftigen, dann wird den Kindern auch nichts einfallen. Wie sagte Astrid Lindgren so schön – und ich werde nicht müde, sie zu zitieren: »Kinder müssen sich langweilen – dann kommen sie auf Ideen und entwickeln Kreativität.« Heißt in der Praxis: Auch wenn es schwerfällt in dieser Welt des Förderns, einfach langweilen lassen und die auftretende schlechte Laune aushalten. Ich verspreche Ihnen: Die Belohnung wird sein, dass Ihre Kinder ein paar Stunden später freudestrahlend mit einem selbst gebastelten Mensch-ärgere-dich-nicht-Spiel oder Insekten-Hotel um die Ecke kommen. Rote Backen inklusive.

Wie passt das nun damit zusammen, dass meine Tochter unglaublich kreativ ist – und mein Sohn gar nicht? Er sagte neulich zu mir: »Mama, June kommt immer auf so viele Ideen. Ich hab nie eine. Ich glaub, ich bin einfach nicht kreativ.« Natürlich gibt es fantasievolle/kreative und weniger kreative Menschen. Das erkennt man dann tatsächlich schon im Kindesalter. Aber was da ist, kann man fördern. Und das geht nur durch freies Spielen.

Beim freien Spielen geht es darum, dass sich das Kind selbst einen Spielort wählt, natürlich im Rahmen der Möglichkeiten. Dabei dürfen die Kinder auch entscheiden, was und mit wem sie spielen wollen. Sie bestimmen die Materialauswahl, den Verlauf des Spieles und die Länge komplett selbst. Selbstverständlich sollten Eltern einen groben Zeitrahmen setzen, aber innerhalb dieser Zeit darf und soll es so selbstbestimmt wie möglich zugehen.

Ist die Fähigkeit des freien Spielens erst einmal verloren gegangen, wird Kindern langweilig. Sie wissen nichts mit sich anzufangen und werden in den meisten Fällen Fernseher, Computer und PlayStation konsumieren. Eltern haben aber in diesem Fall längst nicht nur mit gelangweilten Kindern zu kämpfen: Amerikanische Forscher haben im Rahmen einer Untersuchung belegt, dass es einen Zusammenhang zwischen der Unfähigkeit zum freien Spiel und dem Anstieg von Depressionen und Selbstmordversuchen bei Kindern gibt. Dazu kommt, dass Kinder sich im freien Spiel viel bewegen.

Und was heißt das jetzt konkret? Freie Zeit – ob draußen oder im Kinderzimmer. Draußen aktiv sein, einfach nur Musik hören, basteln. All diese Beschäftigungen – und die Motivation dazu, die Langeweile, siehe oben! – fördern die kindliche Entwicklung und Kreativität. Außerdem lernen Kinder beim freien Spielen mit anderen viel fürs soziale Miteinander.

Wie wir das fördern und auch ein bisschen steuern können? Zum Beispiel, in dem wir ein Schubfach mit Bastelutensilien einrichten. Dort verwahren wir bunte Stifte, Pappen, Klebestifte, Scheren und verschiedene Stickerbögen der Lieblingshelden Ihrer Kinder. Durch diese Beschäftigung stärken wir die Kreativität. BEWEIS: Studien haben ergeben, dass die Vorstellungskraft vor allem angeregt wird, wenn das Gehirn nur wenig beansprucht wird.

Eins meiner Lieblingsspielzeuge sind: Walkie-Talkies! Mein Bruder hat sie zum Geburtstag bekommen – die reichen durch die halbe Stadt, und wir gehen damit immer raus und erfüllen Missionen oder spielen Detektiv.

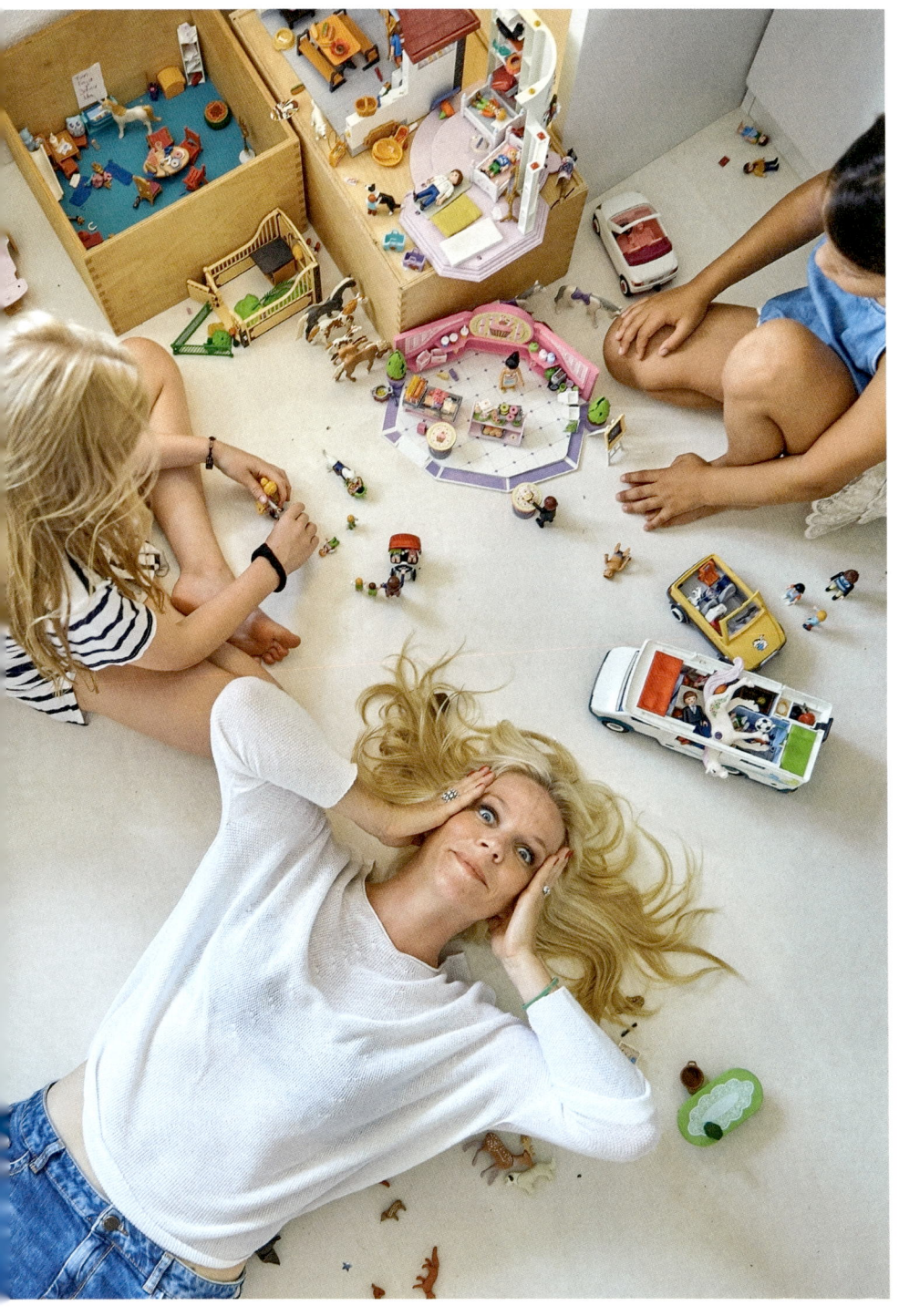

TOP-3: Werden Sie auch kreativ! Schlagen Sie Ihren Kindern beispielsweise vor, gemeinsam ein **INSEKTEN-HO-TEL** oder einen **EXPLODIERENDEN VULKAN** (aus selbst trocknendem Ton, kleiner Flasche, Cola & Mentos!) zu bauen. Oder eine eigene **HAUTCREME** aus einer Aloe-Vera-Pflanze und Zitronensaft (zum Konservieren) anzumischen. Das sind meine Top 3. Aber sicher kommen Sie auch auf eigene Ideen. Bei Google finden sich jede Menge Videos über die spannendsten Dinge zum Selberbauen.

ELTERN SIND KEINE ENTERTAINER, ABER …

Fakt ist: »Mir ist langweilig!«, dieser Satz aus dem Mund eines Kindes setzt Eltern unter enormen Druck. Aber Eltern sind Eltern und keine Entertainer! Im besten Fall sollten Sie auf den Mir-ist-so-langweilig-Satz gar nicht reagieren. Ansonsten verknüpft Ihr Kind den Satz immer gleich mit ganz viel Bespaßung, und das kann auf die Dauer verheerend sein. Durch das Nichtstun entwickeln sich die Vorstellungskraft und die Kreativität der Kinder. In der Zeit, wo sie sich mit sich selbst beschäftigen, finden sie heraus, was sie mögen, wo ihre Stärken liegen, und lernen, unabhängig von ihren Eltern zu handeln und zu denken. Zusätzlich lernen sie, dass ein Tagesablauf nicht nur durch andere gesteuert wird, sondern dass sie sich auch mal selbst Beschäftigung suchen müssen. Und dürfen.

Dennoch ist es für die Eltern-Kind-Bindung wichtig, jeden Tag gemeinsam Zeit zu verbringen. Kinder müssen nicht bespaßt werden – aber wenn sie merken, dass es den Eltern wichtig ist, gemeinsam mit ihnen Zeit zu verbringen, ist das für das Selbstbewusstsein ein großes Plus. Nicht umsonst gibt es den Begriff der Wohlstandsverwahrlosung. Der Begriff stammt von der Schweizer Psychologin

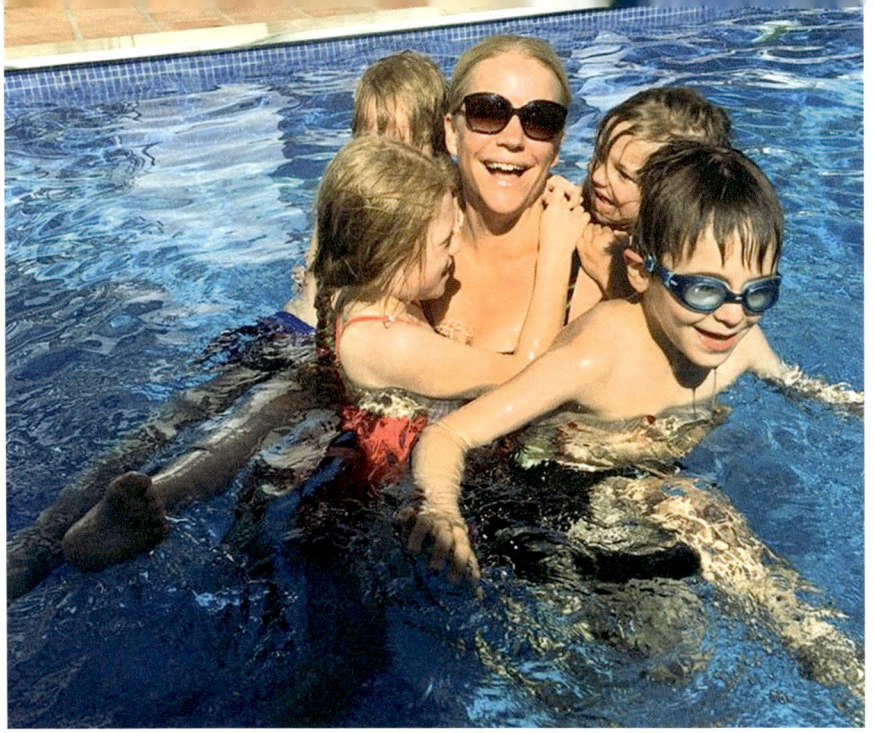

Ulrike Zöllner, die in den 90er-Jahren die Kinder beschrieb, die alles haben, was man sich wünschen kann, und trotzdem arm dran sind: Kinder, die eben unter Wohlstandsverwahrlosung leiden. Materiell bieten ihnen die Eltern alles, aber ihre emotionalen Bedürfnisse bleiben unerfüllt. Diese psychische Verwahrlosung ist oft erst auf den zweiten Blick zu erkennen, da von außen betrachtet zunächst alles top erscheint, erklärt die Psychologin Julia von Weiler (Vorsitzende des Vereins Innocence in Danger e.V.): Das Zuhause ein schönes Häuschen in einer guten Gegend, mehrmals im Jahr Urlaub, Putzfrau, Nachhilfelehrer und selbstverständlich ein Smartphone – wer käme hier auf die Idee, das Kind sei verwahrlost? Doch auch Kinder aus wohlhabenden Verhältnissen können sehr arm sein – innerlich arm. Sie sind materiell über- und emotional unterversorgt. Ihnen fehlt die Zuwendung durch die Eltern, ihre Zuneigung, ihr Interesse.

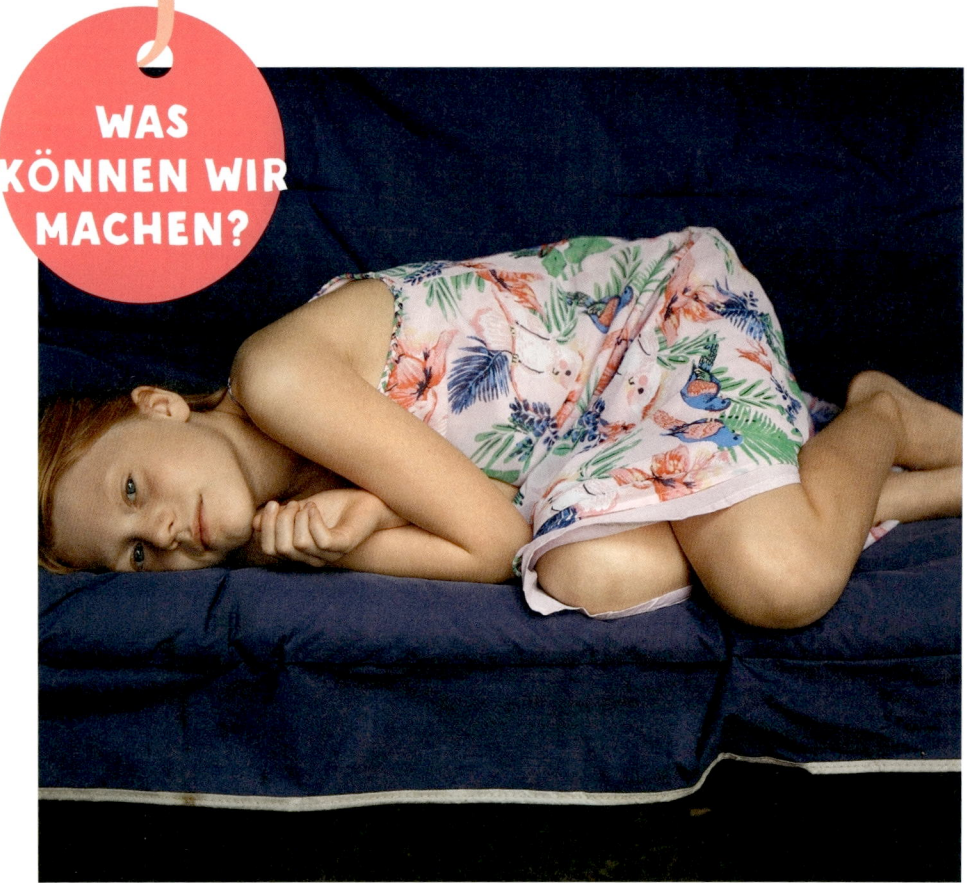

"

Manchmal ist mir langweilig. Dann nerve ich immer meine Mutter.
Aber sie sagt: »Langeweile ist gut für dich, dann wirst du kreativ.«
Wenn sie das sagt, dann wird mir noch langweiliger. Aber manchmal hat sie recht, denn wenn ich lange irgendwo bin und nur noch
nachdenke, obwohl ich es gar nicht will, dann fällt mir immer
was ein.

JEDEN TAG QUALITY TIME!

Zeit – das ist das, was Kinder *wirklich* von ihren Eltern wollen. Eine Umfrage der Landesbausparkassen in Deutschland ergab: Mehr als ein Drittel der Kinder wünscht sich am meisten, dass ihre Eltern grundsätzlich mehr Zeit für sie haben. Wie traurig ist das denn! Im Rahmen der Studie wurden 10.000 Kinder im Alter von neun bis vierzehn Jahren befragt. Sich Zeit für die Kinder zu nehmen ist wichtig – denn Kinder vertrauen uns wichtige Dinge nur dann an, wenn wir uns Zeit für sie nehmen.

TIPP

FÜR ELTERN, DIE VIEL ARBEITEN: DIE 15-MINUTEN-REGEL

Dieser Tipp ist toll für Eltern, die ständig von schlechtem Gewissen geplagt werden und sich fragen, wie sie allem gerecht werden können. **Los geht's:** In den nächsten 15 Minuten gehört die gesamte Aufmerksamkeit der Eltern unseren Kindern. Wichtig: In dieser Zeit dürfen die Kinder entscheiden, was wir spielen oder machen. Wir müssen im Alltag gut vorausplanen, um uns diese besonderen Freiräume zu schaffen. Aus meiner eigenen Erfahrung kann ich aber sagen, dass in dieser besonderen Zeit die schönsten Erinnerungen entstehen! In der Quality time geht es vorrangig darum, die zwischenmenschlichen Beziehungen in der Familie zu stärken. Das kann am besten durch Unternehmungen gelingen, auf die alle Lust haben.

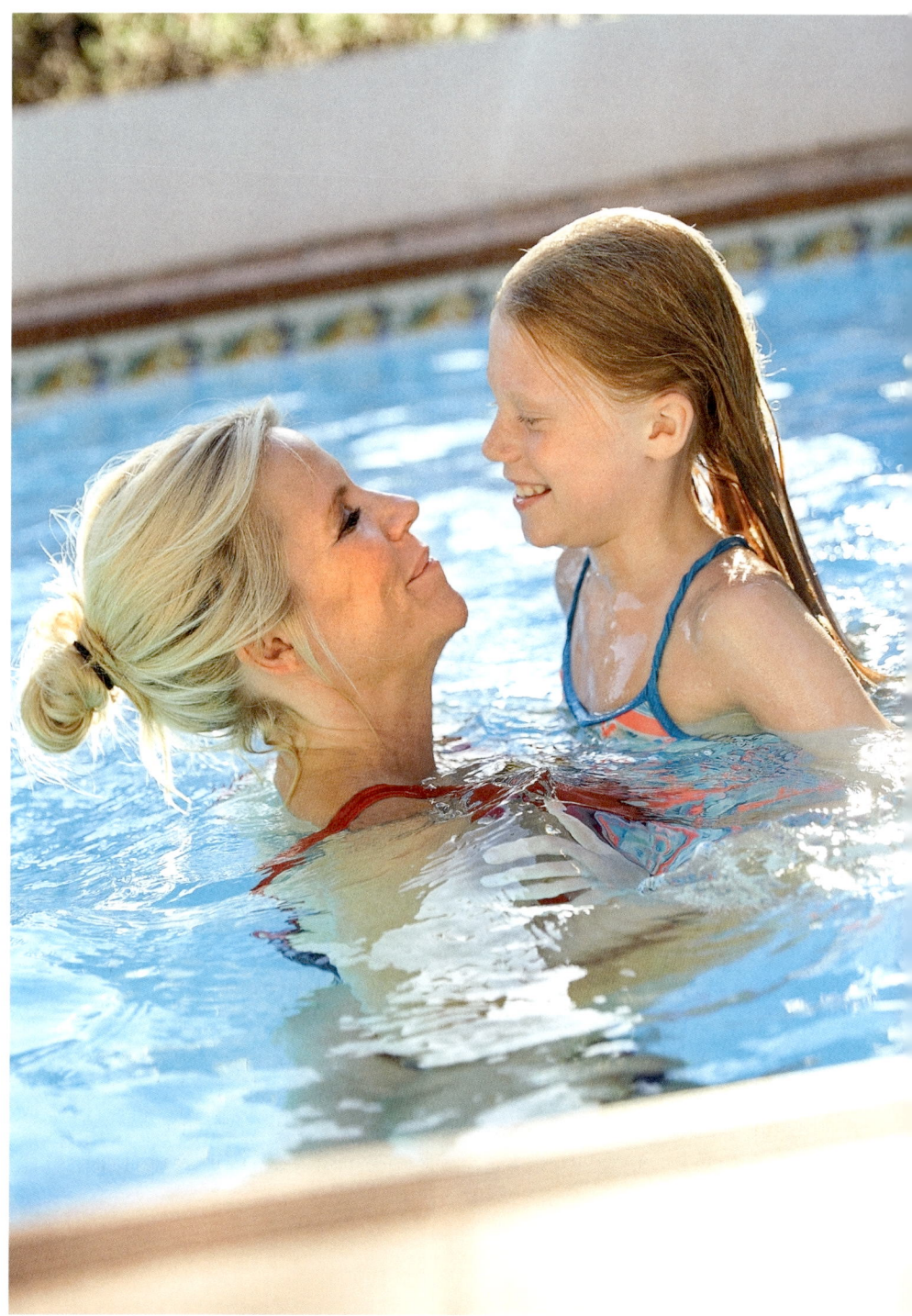

> *Wir haben ein paar Sachen in der Familie, die wir immer zusammen machen. Zum Beispiel die Sanduhrzeit, in der wir uns wünschen dürfen, was wir machen. Oder das Familienfrühstück mit anschließendem Toben. Und das Kraulen im Bett zum Einschlafen, das lieben wir. Mama muss zwar auch oft arbeiten, aber dadurch, dass wir jeden Tag auch Zeit zusammen verbringen, macht das nichts. Manchmal muss man Eltern auch daran erinnern, dass sie doch heute nicht so lange arbeiten wollten. Ich glaube, das ist wie bei uns mit dem Spielen. Die sind so in ihre Arbeit versunken, dass sie alles um sich herum vergessen. Dann muss man sie wecken.*

QUALITY TIME EINFACH UMSETZEN

Wir können auch die Zeit beim Frühstück für ein entspanntes Gespräch nutzen. Die Kinder fragen, worauf oder worüber sie sich heute besonders freuen – und was sie heute in der Pause spielen wollen. Am Nachmittag hören wir bei den Erzählungen aus der Schule zu, und am Abend gibt's eine Runde Vorlesen. Ganz wichtige Regel bei allen Familienunternehmungen: Diese Zeit ist digitalfrei! Generell gilt: Keine Technik bei gemeinsamen Aktivitäten wie Ausflügen, Spielen oder Mahlzeiten – und im Schlafzimmer schon gar nicht.

Mein persönlicher Geheimtipp Nr. 1 ist: Kraulen, kraulen, kraulen. So viel es geht. Das wurde in meiner Familie jeden Abend gemacht. Rücken, Arme, Beine – 99 Prozent aller Kinder lieben es, wenn wir sie abends ein Viertelstündchen kraulen. Wichtig ist die Technik: Ganz sanft mit den Fingerkuppen über die Haut streichen. Da schlummert jede Kinderseele butterweich ein.

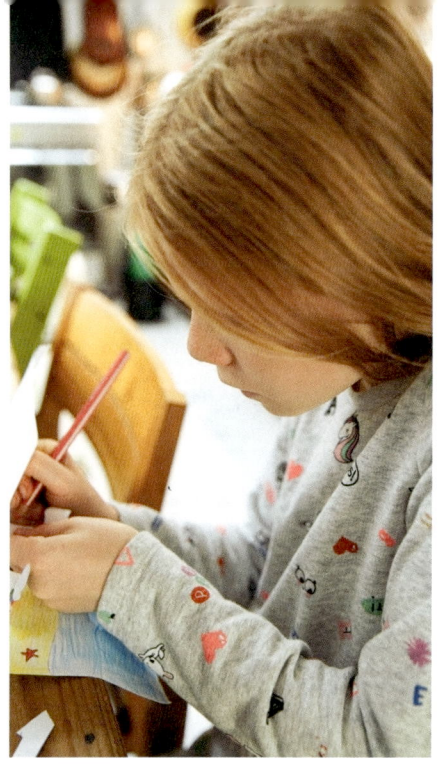
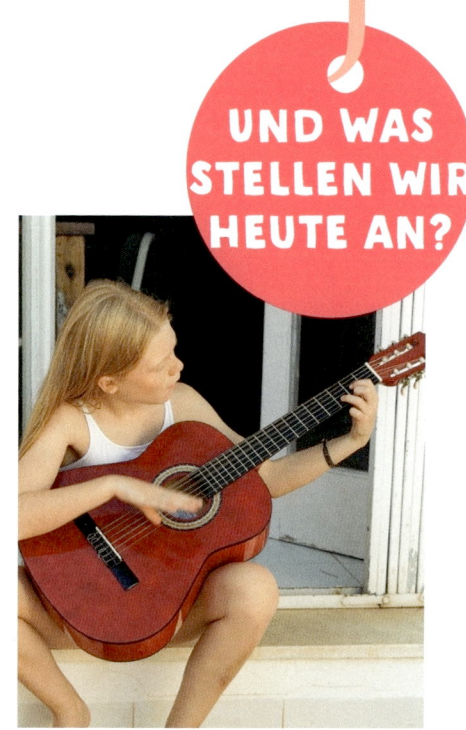

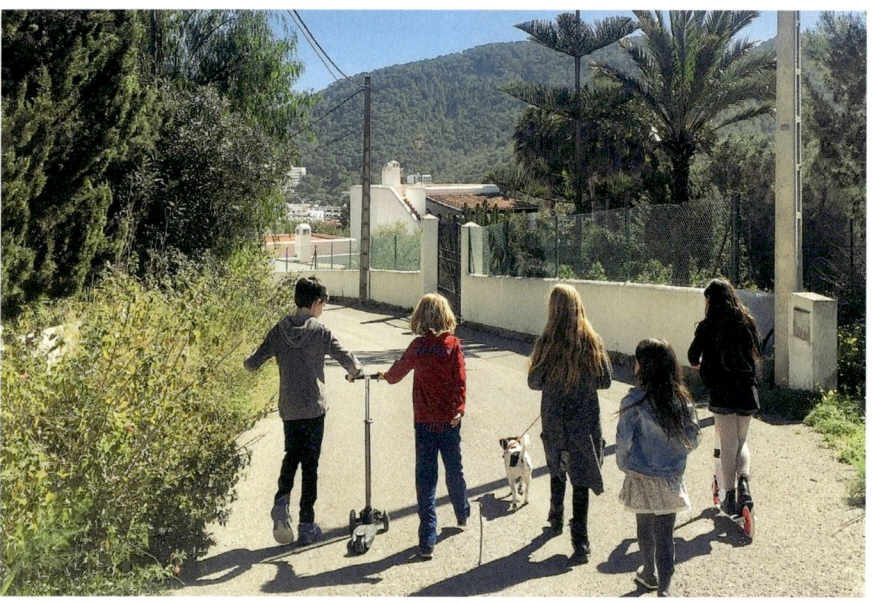

DIE SCHÖNSTE BESCHÄFTIGUNG DER WELT? LESEN! UND VORLESEN!

Wenn Sie noch eine Ecke zu Hause frei haben: Richten Sie eine Leseecke mit vielen Kissen und Büchern ein. So können Sie sich gemeinsam mit Ihrem Kind zurückziehen und den Alltag und Ihre Umgebung noch besser vergessen. Denn zusammensitzen und lesen ist eine wunderbare Beschäftigung für die ganze Familie.

Unsere Leseecke ist unser riesiges Sofa. Liegewiese sagt Mama dazu. Da liegen wir oft alle zusammen rum und lesen oder hören Hörbuch. Manchmal auch jeder für sich, aber dadurch, dass wir zusammen sind, ist es trotzdem irgendwie zusammen. Papa liest uns auch jeden Tag noch Asterix und Obelix vor, obwohl wir es eigentlich auch alleine könnten. Das ist so schön.

Wussten Sie das? Besonders gerne mögen Kinder persönliche Geschichten, in denen sie selbst eine Rolle spielen. Ersetzen Sie den Namen der Heldin oder des Helden durch den Namen Ihres Kindes.

KÖNNEN CDS UND VORLESE-APPS DAS VORLESEN DER ELTERN ERSETZEN?

Eindeutig Nein! Denn Vorlesen hat immer ein soziales Element. Kinder ins Bett zu bringen hat etwas zu tun mit einer sehr ausgeprägten Kommunikation zwischen Eltern und Kindern. Das ist eine soziale Handlung, und die kann selbstverständlich keine App ersetzen. Das Vorlesen ist eine sinnliche Erfahrung durch den Klang der Stimme, und es ist eine soziale Erfahrung, indem es immer verknüpft ist mit Gemeinschaftlichkeit, mit Zuwendung, mit Geborgenheit, mit Gemütlichkeit. Das sind die wenigen Momente, die manchmal noch übrig bleiben für berufstätige Eltern.

Unsere Kinder lieben es einfach, wenn ihnen vorgelesen wird. In einer Umfrage aus dem Jahr 2016 sagten 91 Prozent der befragten Fünf - bis Zehnjährigen, dass sie Vorlesen lieben. Und auch wenn unsere Kinder schon selbst lesen können, bleibt das Vorlesen wichtig. Mindestens bis zum Ende der Grundschulzeit sollte es ein festes Ritual bleiben, damit fördern Sie weiterhin das Hörverständnis und die Lesefähigkeit.

Oft würde ich lieber Tablet spielen, lese aber, weil die halbe Stunde Tabletzeit am Tag vorbei ist. Eigentlich ist das wirklich gut, sonst hätte ich viele Bücher gar nicht gelesen, weil ich stattdessen gedaddelt oder einen Film geguckt hätte.

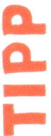
Was vorgelesen wird, entscheiden die Kinder – und nicht die Eltern. Denn auch mit Comics oder Sachbüchern lässt sich lesen lernen, erklärt Kranz. Eltern sollten allerdings darauf achten, dass der Schwierigkeitsgrad zum Kind passt.

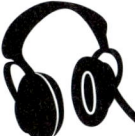

MUSIKALISCHER GUTE-NACHT-GRUSS

Ganz zum Schluss noch ein musikalischer Tipp zum entspannten Einschlafen. Viele Kinder im Kleinkindalter tun sich schwer, den Tag ruhig abzuschließen. Von hundert auf null sollen sie runterkommen. Nicht einfach. Sie erfinden immer wieder Ausreden, um noch eine kurze Zeit bei den Eltern bleiben zu dürfen. Man könnte ja was verpassen! Andererseits wollen die Eltern gerade abends einige Stunden für sich sein. Einschlafrituale helfen bekanntermaßen, den Übergang von den Aufregungen des Tages zur Ruhe der Nacht zu erleichtern.

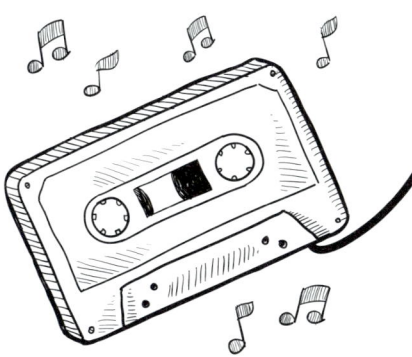

„

Junes Musik-Tipp:
Einen schönen Stoffbeutel und ganz kleine Kuscheltiere besorgen,
die für unterschiedliche Lieder stehen. Zum Beispiel eine Ente für
»Alle meine Entchen«. Im Bett dann in den Beutel greifen und
den passenden Song zu dem Tier oder der Figur, die gegriffen
wurde, singen!

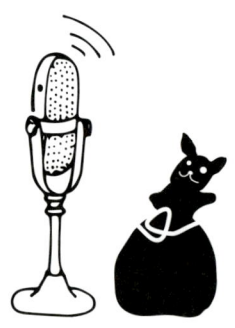

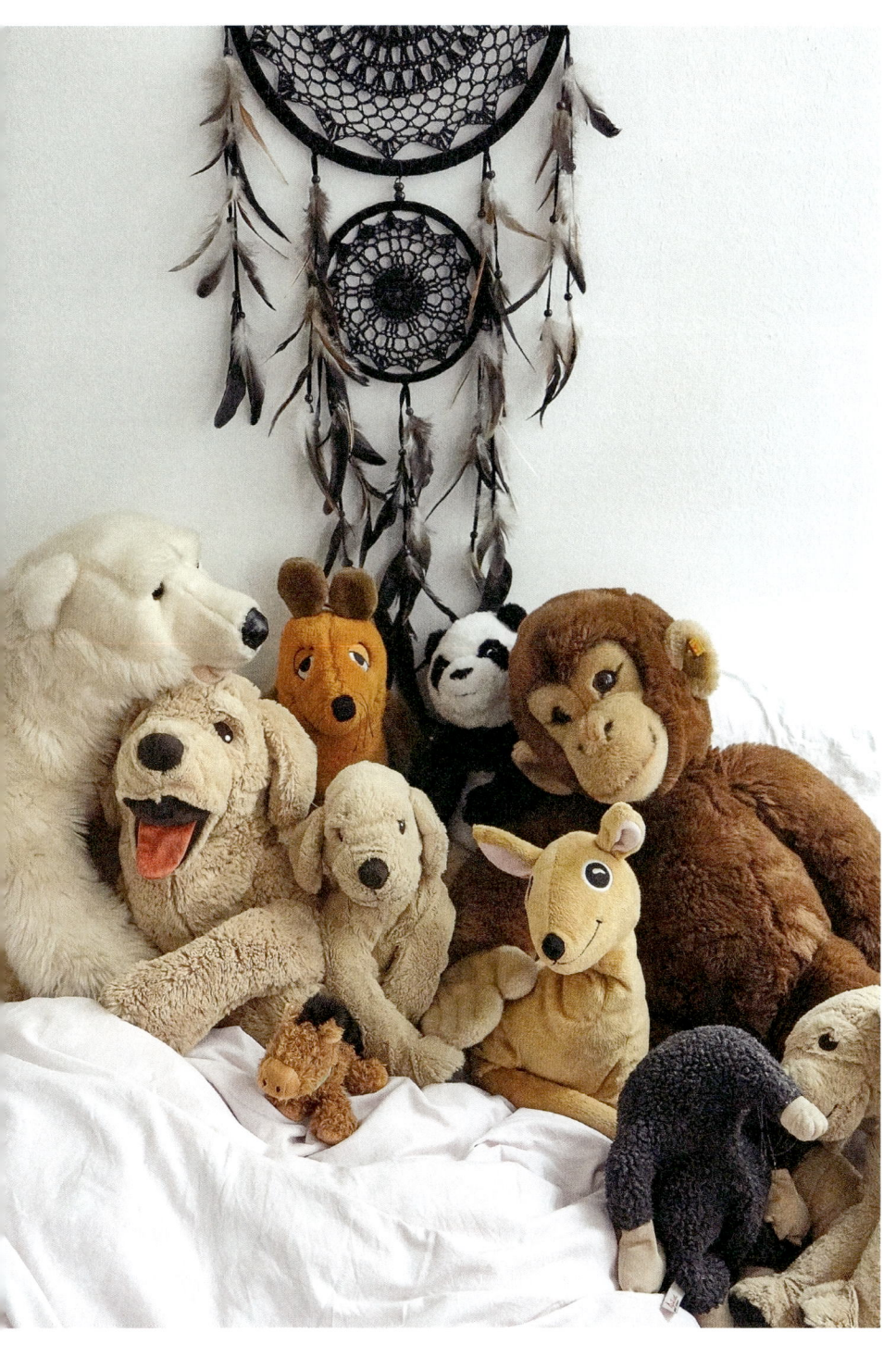

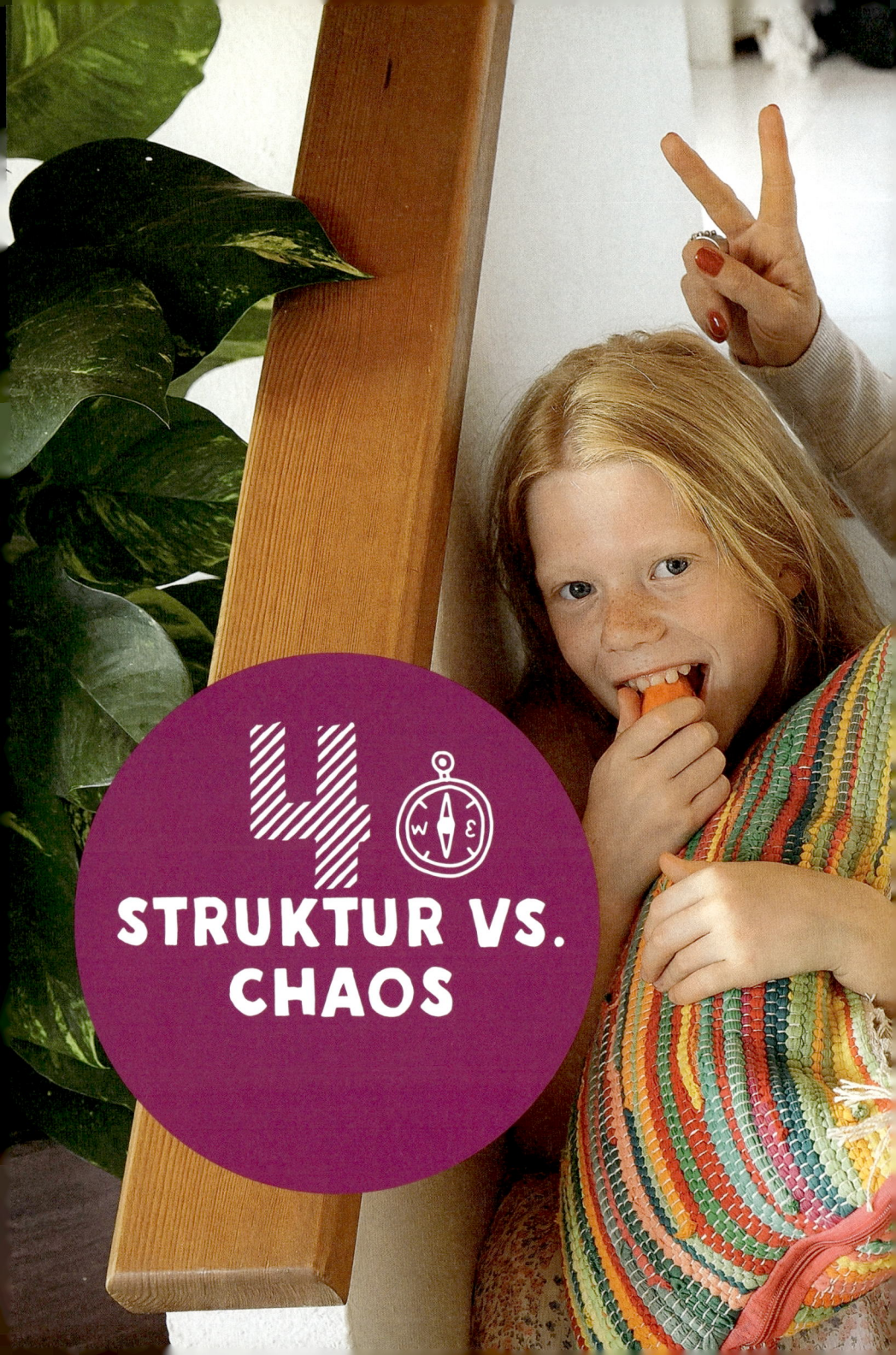

4

STRUKTUR VS. CHAOS

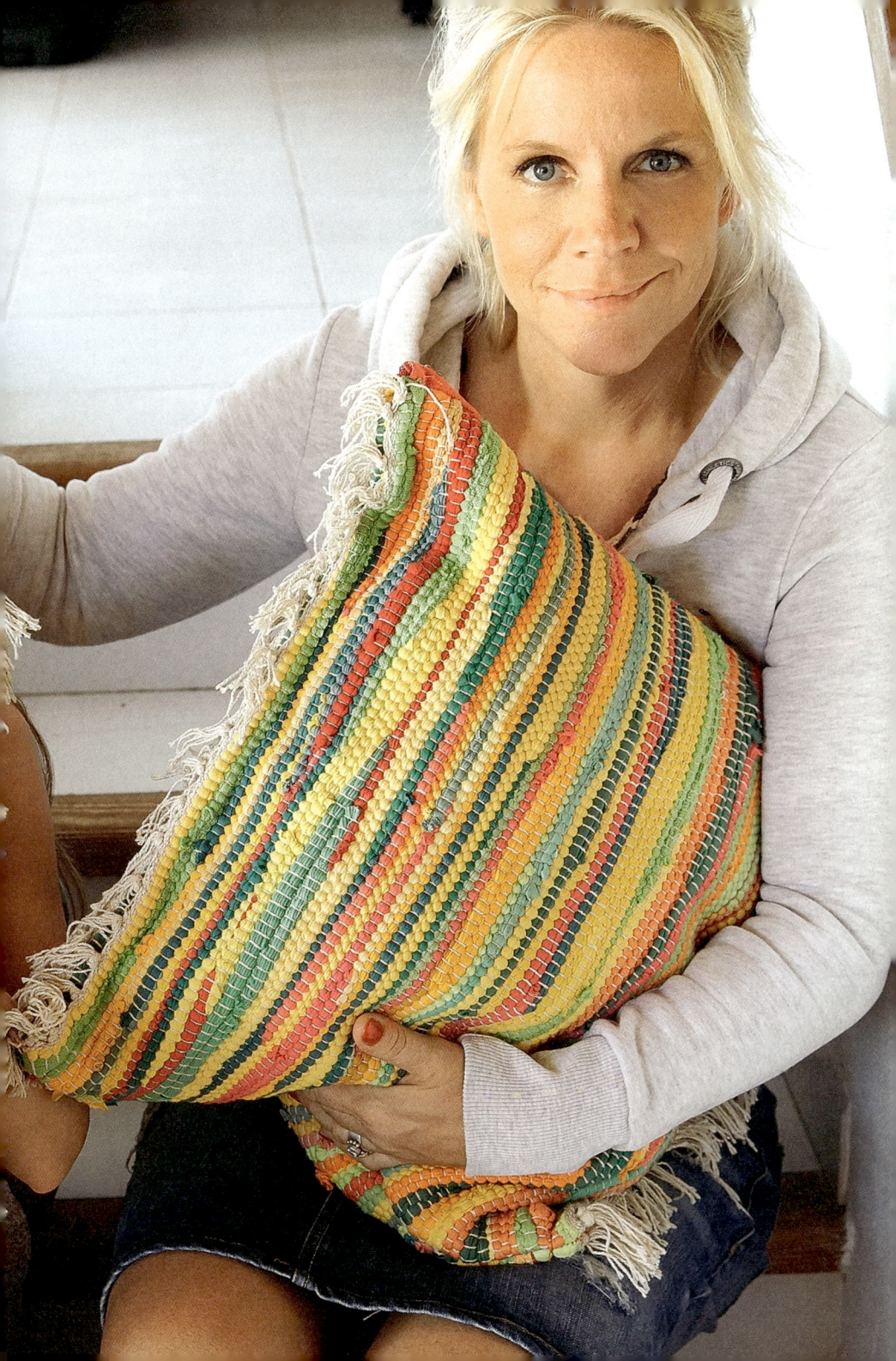

STRUKTUR – NACH LIEBE DAS WICHTIGSTE, WAS WIR UNSEREN KINDERN MITGEBEN KÖNNEN

Ich habe lange überlegt, wo ich dieses Thema integriere – und mich bewusst für das Freizeit-Kapitel entschieden. Vorweg also mein Merksatz Nummer eins: Auch wenn es eigentlich sehr spaßbefreit klingt – es gibt nichts Schöneres als Struktur. Und auch wenn die Kinder am Anfang jammern, lieben sie bereits nach kurzer Zeit neue Gewohnheiten und freuen sich, wenn sie produktiv waren. So, wie wir ihnen auch Ernährung näherbringen, die unser Körper liebt, müssen wir ihnen zeigen, wie man seine Zeit strukturiert, wenn man am Abend zufrieden einschlafen will. Sie werden sehen: Auf Dauer macht es einfach keinen Spaß, wenn man alles aufgeschoben hat – und es dann in letzter Minute erledigen muss. Und sie werden sehen, wie viel Spaß es macht, etwas erledigt zu haben.

Egal, ob es als Kind die Hausaufgaben oder die Geburtstagskarte für Oma ist – oder als Erwachsener später die Steuererklärung und das Flaschen-Wegbringen. Das Prinzip ist das gleiche. Die Kinder sehen, dass wir die Zeit zur freien Verfügung dann viel zufriedener gestalten.

June wollte zum Beispiel unbedingt bei diesem Buch mitschreiben – was sie auch durfte. Als es dann darum ging, ihren Teil am Schreibtisch sitzend zu schreiben, wich die Begeisterung recht schnell. Und so schob sie das Schreiben jeden Tag auf den nächsten. Bis sie sich eines Tages hingesetzt hat und sieben Seiten auf einmal geschrieben hat. Danach hat sie sich zwei Tage lang wie verrückt darüber gefreut, dass sie schon sieben Seiten fertig hat. Solche guten Gefühle werden gespeichert – und führen später, als Erwachsener, dazu, dass wir Dinge erledigen. Weil wir das gute Gefühl wollen. Deshalb habe ich die aus meiner Sicht wichtigsten Strategien für mehr Struktur im Leben zusammengestellt. Vielleicht werden Sie nicht gleich auf große Begeisterung stoßen – aber halten Sie durch, es lohnt sich.

KINDER LIEBEN GEWOHNHEITEN

Gewohnheiten sind etwas wirklich Tolles in unserem Alltag – dadurch sparen wir uns eine Menge an Energie auf, denn wir müssen dafür keine bewussten Entscheidungen fällen. Überlegungen, ob wir jetzt Sport machen oder nicht, fallen weg, weil wir es einfach machen. Die sportliche Betätigung gehört zum Alltag! Doch es gibt noch einige banalere Tätigkeiten in unserem Alltag, die zu unseren Gewohnheiten zählen. Zum Beispiel Zähneputzen oder Duschen.

Nehmen wir doch mal das Beispiel Zähneputzen: Kinder kommen nicht mit dem Bedürfnis auf die Welt, sich jeden Tag die Zähne zu putzen. Leider. Das müssen wir dem Nachwuchs erst beibringen, und mit der Zeit entsteht daraus eine Gewohnheit. Aber wie lange dauert das eigentlich? Die Antwort: Ungefähr 21 Tage braucht der Mensch, um eine neue Gewohnheit zu schaffen. Allerdings bleibt diese dann nicht sofort in unserem Alltag verankert, wir sind schließlich Gewohnheitstiere, die vieles automatisch erledigen. Die neue Gewohnheit ist am wenigstens automatisiert und gerät gerne mal wieder in Vergessenheit. Denn: Neue Gewohnheiten bedeuten zusätzlichen Aufwand und Überwindung, weil wir ja von einem lange üblichen Ablauf abweichen müssen. Nach drei Monaten ist die kritische Phase vorbei; der Alltag ist nun eng verschlungen mit der neuen Gewohnheit.

"

Mama hat in ihrem Büro bei uns zu Hause ganz viele Post-its an der Wand hängen. Auf denen stehen verschiedene Sachen, zum Beispiel aber auch einer mit HABITS: Das sind Dinge, die jede Woche oder jeden Tag gleich sind, also Gewohnheiten. Wenn wir etwas jeden Tag machen, vergisst man es nicht mehr. Mein Bruder hat das nachgemacht. Aber was sehr lustig ist: Bei Gewohnheiten schrieb er hin: Hausaufgaben. »Mehr hab ich ja nicht«, stellte er dann fest. Darüber musste ich sehr lachen.

Wenn Kinder in die Schule kommen, gibt's eine Menge Veränderungen. Rechtzeitig aufstehen, nachmittags Hausaufgaben machen und am Wochenende für die Schule lernen. Einige Kinder reagieren zunächst sehr verunsichert auf die Umstellung. Daher sind Gewohnheiten in dieser Zeit besonders wichtig.

DAS EAT-THE-FROG-PRINZIP

Ein guter Tag beginnt mit dem Frosch. Hinter dem Ausdruck »Eat the frog« versteckt sich ein tolles Zeitmanagement-Prinzip, das der Psychologe Brian Tracy ins Leben gerufen hat. Der amerikanische Managementforscher hat sich näher mit einer Lieblingstätigkeit des Menschen beschäftigt: der unproduktiven Aufschieberitis, im Fachjargon Prokrastination genannt. Was das jetzt alles mit einem Frosch zu tun hat? So ein Frosch ist sehr glitschig und daher schlecht zu greifen. Wenn Sie denken, dass Sie ihn gefangen haben, hüpft er auch schon wieder weg. Außerdem hat das kleine Tierchen ein sehr lautes Organ und zieht damit viel Aufmerksamkeit auf sich. Sie sehen

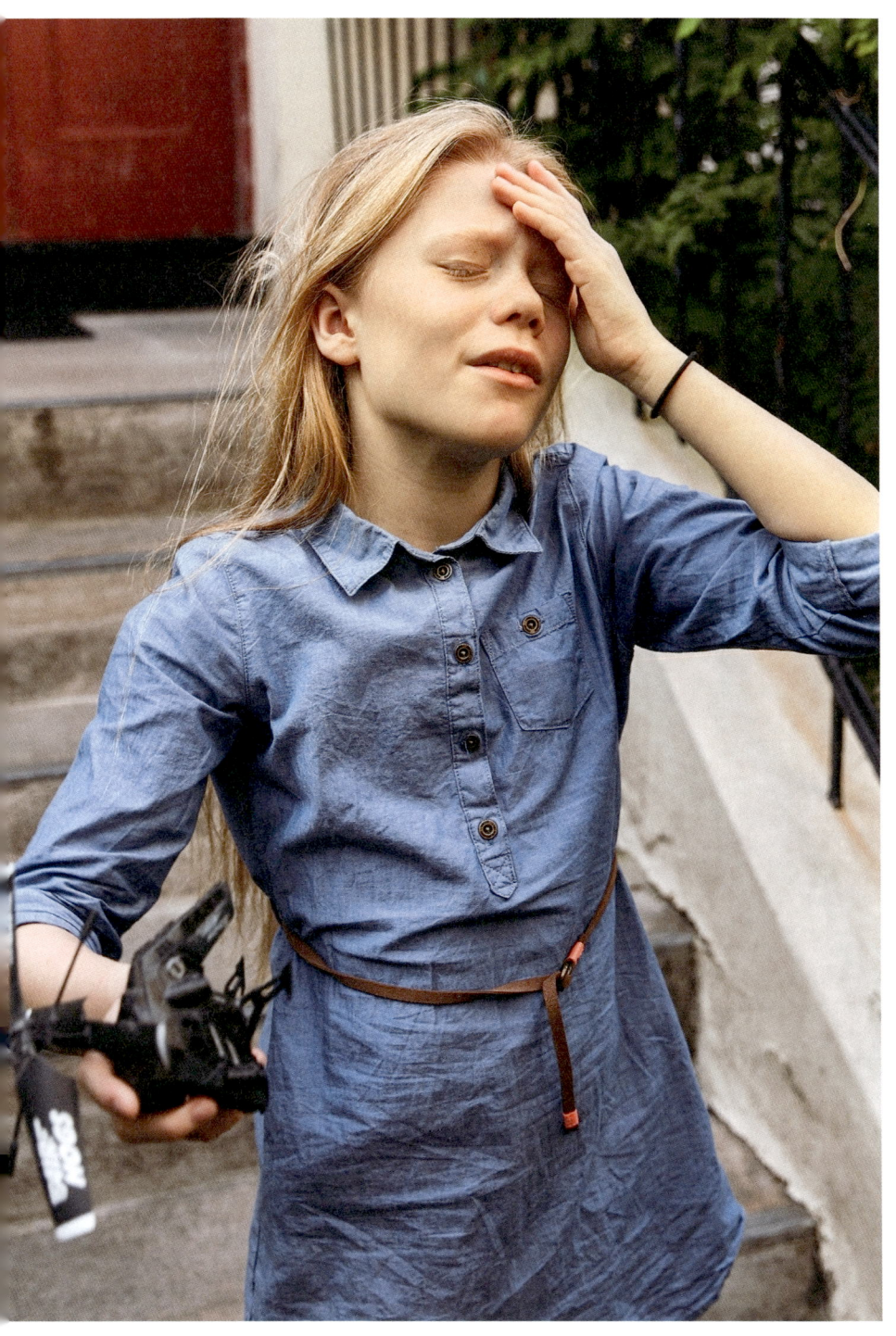

schon: So ein Frosch hat gewisse Ähnlichkeiten mit Aufgaben, die für uns sehr unangenehm sind und die wir deshalb lieber aufschieben. Auch ich übrigens. Das Resultat: Der Tag beginnt mit einem mulmigen Gefühl, das uns so lange belastet, bis die Aufgabe erledigt ist.

Natürlich geht es nicht nur uns Erwachsenen so, auch Kinder schleppen so einige Frösche mit sich herum, schieben das Aufräumen oder das Erledigen von Hausaufgaben gerne immer wieder auf.

Wenn wir aber den dicksten Frosch gleich zum Tagesbeginn »aufessen«, wird alles anders und besser. Es ist nämlich äußerst sinnvoll, sein Gehirn schon morgens in den Denkmodus zu schalten. Damit signalisieren Sie: Achtung, heute ist ein produktiver Tag! Sobald wir uns erst mal mit der schweren Kost (und so ein Frosch ist schwer!) an Aufgaben beschäftigen, werden bestimmte Gehirnregionen angeregt, die unsere Aufmerksamkeit für den gesamten Tag steigern. Dadurch ist der gesamte Tag auf Erfolg programmiert. Daher ist das neue Familienmotto: *Frosch zum Frühstück bzw. direkt danach! Auch für unsere Kinder!*

SO GEHEN SIE ZUSAMMEN MIT IHREM KIND DEN FRÖSCHEN AN DEN KRAGEN

Manchmal ist es gar nicht so leicht, den Frosch zu identifizieren. Welcher macht unserem Kind am meisten zu schaffen? Die nervigste, unangenehmste oder zeitaufwendigste Aufgabe?
Und dann? Trennen Sie den Frosch langsam auf. Klingt in diesem Zusammenhang etwas brutal – aber es geht darum, die Aufgabe in kleine Aufgaben zu gliedern. Nach und nach können Kinder dann die kleineren To-dos erledigen. Sie werden sehen, mit jeder Erledigung wächst die

Motivation. Sollte das nicht der Fall sein, unterstützen Sie Ihr Kind und bilden Sie ein starkes Team gegen den fiesen Frosch!

Der heutige Tag ist vielleicht schon zu weit vorangeschritten, sodass der Frosch bis morgen früh warten muss? Packen Sie den Frosch beim Kragen und legen Sie ihn auf den Tisch. Morgen gelten keine Ausreden mehr! Durch das Sichtbarmachen auf dem Tisch verinnerlicht Ihr Kind die morgige Aufgabe.

"

Manchmal gibt es in der Schule Aufgaben, die bis in zwei oder drei Wochen erledigt sein müssen. Ein Buch zu lesen, zum Beispiel. Ich hab dann immer gedacht, wenn ich Sonntag Zeit habe: »Ach, das mach ich irgendwann anders – muss ich ja erst in zwei Wochen gelesen haben.« Durch das Frosch-Prinzip erkenne ich das aber und hab es ein paarmal geschafft, es vorher fertig zu haben. Das Gefühl danach ist so super! Wir haben einen Kuscheltierfrosch gekauft, den wir nehmen, um es nicht zu vergessen.

DIE WOCHE PLANEN

Kindern fällt es besonders schwer, ungeliebte Dinge zu erledigen – weil sie stärker im Hier und Jetzt leben. Zudem sind ihre Gehirnstrukturen noch im Aufbau. Um sich Ziele setzen zu können, zu planen oder sich selbst zu steuern, brauchen unsere Kinder uns.

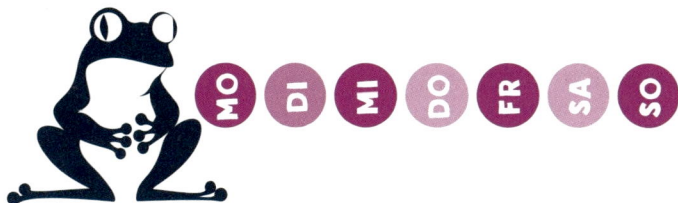

TIPP Nutzen Sie den Sonntag (jedenfalls eine knappe Stunde davon) sinnvoll, und planen Sie mit Ihrem Kind die nächste Woche durch. Und zwar tagsüber, abends sind wir alle zu müde. Zur besseren Übersicht sind ein Magnetboard und Karteikarten sehr praktisch. Pro Aufgabe verwendet Ihr Kind eine Karteikarte, auf der folgende Fragen beantwortet werden:
Um was für eine Aufgabe handelt es sich?
Wie lange brauche ich für die Aufgabe?
Welches Material benötige ich?
Die einzelnen Karteikarten können wir dann mit Magneten an dem Board befestigen. Am besten eignet sich eine Einteilung nach Wochentagen auf der Tafel, sodass wir die Karten zum entsprechenden Tag heften können. Mit jeder Aufgabe, die erledigt ist, kann Ihr Kind die jeweilige Karte in den Mülleimer werfen oder unter »erledigt« befestigen. Dieser Plan gibt Ihrem Kind die nötige Struktur, um alle Aufgaben zu erledigen. Achten Sie nur darauf, dass die Tafel nicht zu überladen ist, denn Ihr Kind braucht auch (siehe oben!) genügend Freizeit. So lernen Kinder von Anfang an, sich selbst zu organisieren, und wissen von dem positiven Effekt, wenn sie eine Aufgabe beendet haben. Denn wie jeder weiß, gibt es kaum ein besseres Gefühl, als wenn man endlich seine Aufschieberitis hinter sich gelassen hat!

WARUM AUFGABEN ÜBERNEHMEN IM ALLTAG?

Das Übernehmen von Aufgaben in der Familie gehört zum Thema »Struktur«. Durch das Übernehmen von Aufgaben lernen Kinder, sich zu organisieren und Verantwortung zu übernehmen. Je früher wir damit anfangen, desto mehr entsteht durch das Mithelfen zur Basis ein schönes Wirgefühl in der Familie und ist selbstverständlich. Natürlich brauchen Sie dafür viel Geduld, aber es lohnt sich.

"

Wir müssen nicht sooo viel mithelfen – aber zum Beispiel IMMER unseren Teller wegräumen nach dem Essen. Nervt zwar, aber Mama hat natürlich recht: Ist irgendwie komisch, wenn man einfach aufsteht und Mama muss dann alles machen. Irgendwann hatte sie mal die Nase voll und hat, wenn wir die Teller nicht weggeräumt haben, sie einfach bis zum nächsten Essen schmutzig stehen lassen, sodass wir vom schmutzigen Teller essen mussten. Und bei liegen gelassenen Klamotten im Bad nach dem Duschen oder im Zimmer hat sie die Sachen einfach genommen und nicht mehr rausgerückt, bis keine Hose mehr da war. Da haben wir uns tatsächlich schnell angewöhnt, die Dinge nicht mehr liegen zu lassen. Sehr lustig eigentlich.

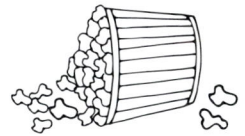

TIPP Ihr Kind darf sich seine Aufgaben selbst aussuchen – und erledigt diese hoffentlich lieber als ihm aufgezwungene. Nach Beendigung für die wunderbare Hilfe loben und bedanken. Das ist gut für das Selbstbewusstsein, die Kinder fühlen sich ernst genommen und lernen, dass wir ihre Hilfe als Teil des Familienlebens brauchen. Und zum Schluss gilt mal wieder die Vorbildfunktion: Nimmt der Vater schimpfend die Wäsche von der Leine und die Mutter steht schlecht gelaunt vor dem Abwasch, bekommen die Kinder das Gefühl, Haushalt ist etwas Negatives und macht keinen Spaß!

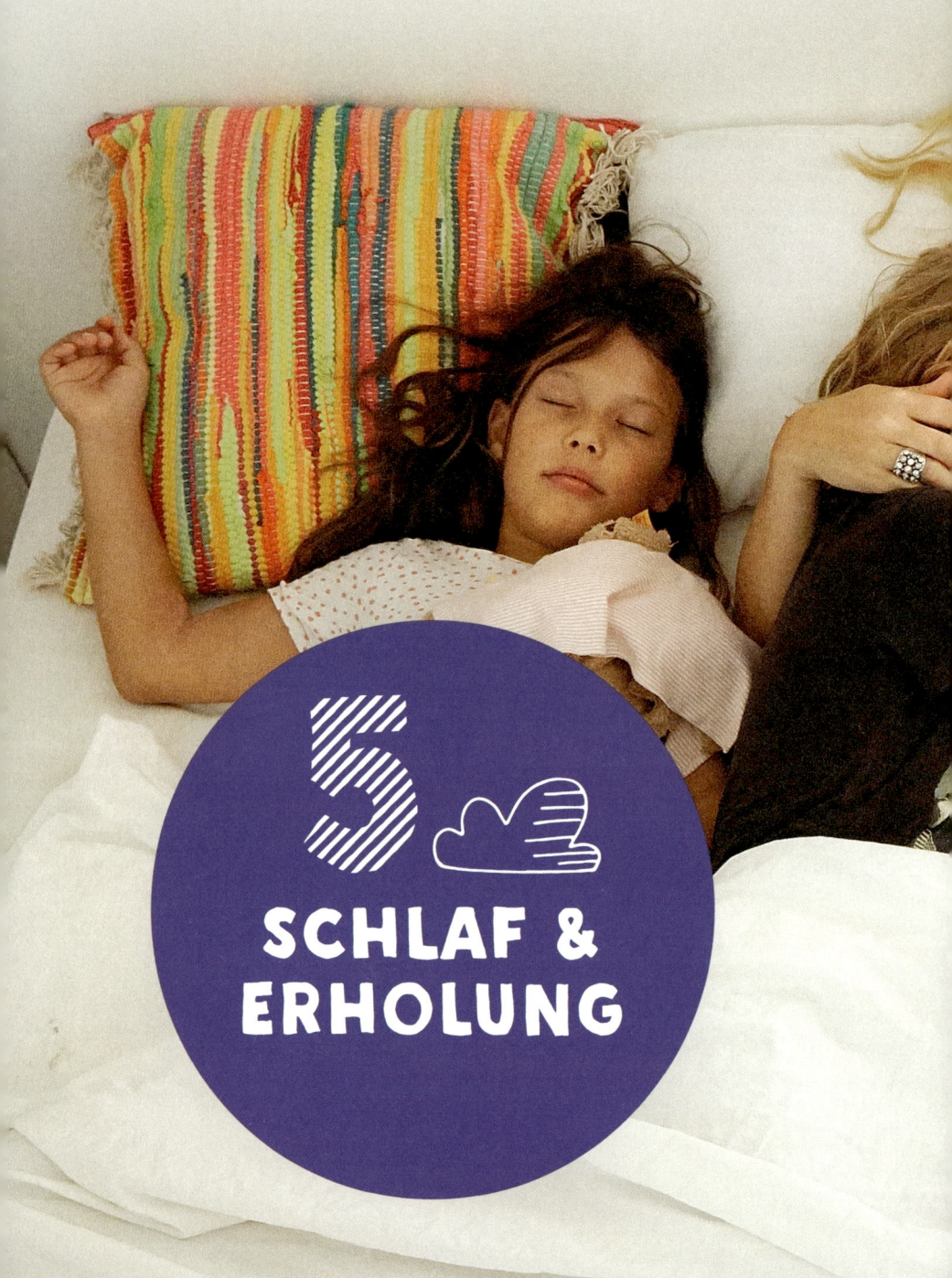

5
SCHLAF & ERHOLUNG

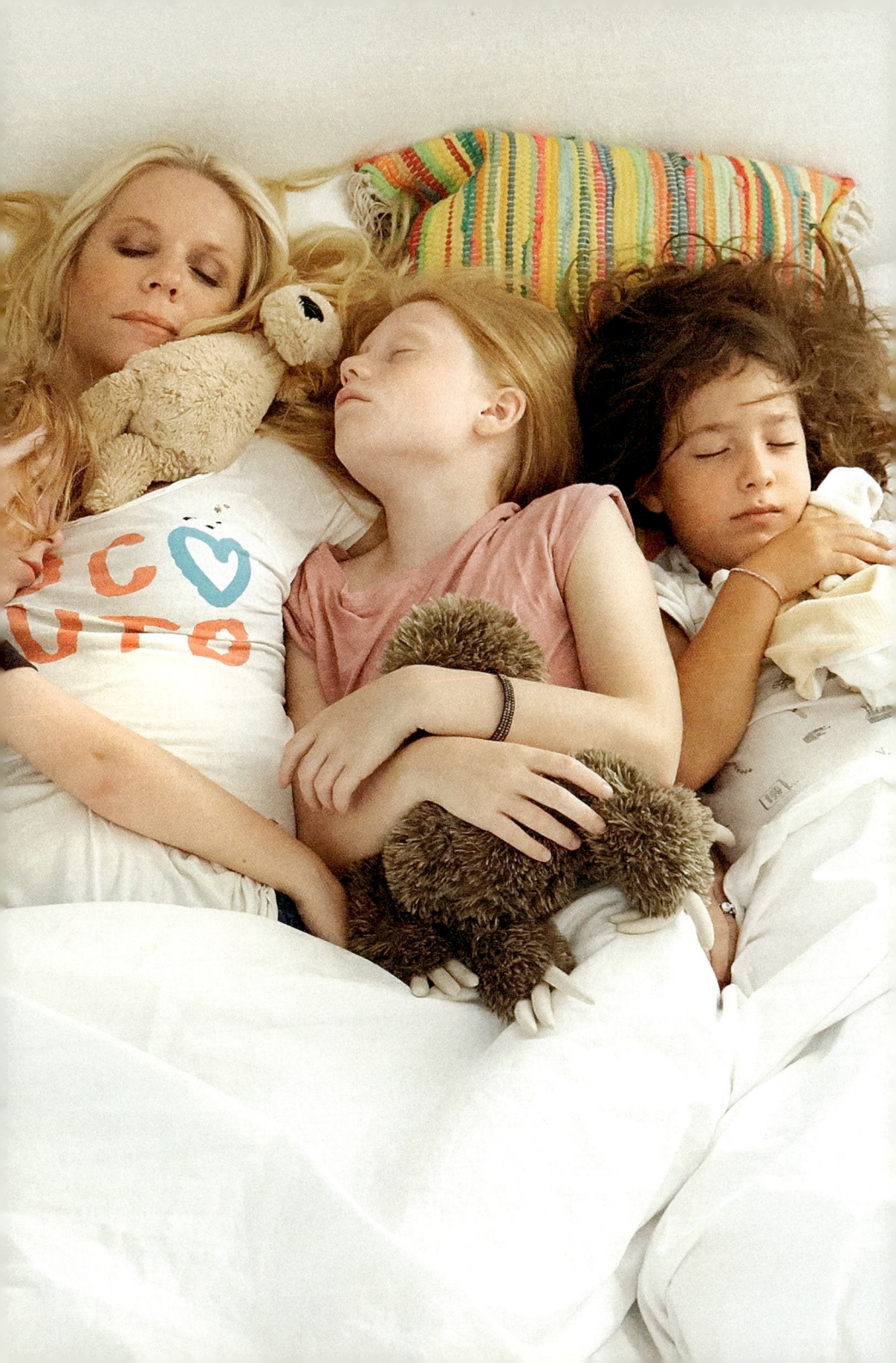

BREIZEIT STATT FREIZEIT – WANN GEHT'S INS BETT?

Bezüglich der Schlafgewohnheiten gibt es ja zwei Philosophien unter Eltern. Die erste: Immer um 20 Uhr ins Bett. Oder die eher laxere: Das sind die Rhythmus-Freaks, die den Schlaf der Kinder danach ausrichten, wie die Partys liegen.

Ich habe viele Freunde, die sind, als sie Eltern wurden, um 18 Uhr vom Spielplatz gestürmt, weil um 18.30 Uhr Brei verabreicht werden musste. Breizeit statt Freizeit. Das entspricht weder meinem Naturell noch meiner Lebensphilosophie. Und schon gar nicht meinem Alltag. Letzterer läuft nämlich auch nicht immer geradeaus. Wie sagte mein Chef Claus Strunz mal so schön: »Der Weg könnte manchmal gerader sein.« Recht hat er – in jeder Lebenslage.

Für meinem Freund Heino ist meine Art, mit der Abendgestaltung umzugehen, eine Horrorvision: »Jeden Abend überlegen, wann die Kinder ins Bett müssen – mit dem ganzen Theater? ›Nee, Papa, ich will noch nicht ins Bett …‹ Diese Kamikaze-Erziehung geht gar nicht. Ich sehe manchmal Familien um 23 Uhr noch mit den Kindern im Restaurant, mit einer 400-g-Milka-Schokoladentafel als Nachtisch und einer Tüte Capri-Sonne in der Hand. Das sind Menschen, da denkt man doch: Was soll da aus den armen Kindern werden?« Die Meinungen gehen da wie immer auseinander, aber klar ist: Je früher wir Rituale und Gewohnheiten im Leben der Kinder etablieren, desto wahrscheinlicher haben sie später eine klare Linie. Problem: Man muss die Rituale dann auch einhalten.

Und noch ein Grund, die Kinder rechtzeitig ins Bett zu schicken: Je später sie ins Bett gehen, desto weniger Zeit bleibt für uns. Genauer gesagt: Uns bleiben in der Regel noch 30 Minuten, in denen jeder Elternteil dem anderen versichert, wie geschafft und kaputt er ist.

Last but not least verrate ich Ihnen den wichtigsten Punkt, warum Kinder früh genug ins Bett gehen sollten: Sie stehen am nächsten Morgen besser auf – und sie haben zudem morgens bessere Laune. Probieren Sie es aus. Ich habe es getan. Früher war ich eher lax und habe es bei den Kindern nicht so genau genommen mit dem Insbettgehen. Und am Beispiel von June kann ich nur sagen: Geht sie nach 22 Uhr ins Bett, muss ich sie morgens an den Haaren aus dem Bett ziehen. Unter lautstarkem Protest, wohlgemerkt. Geht sie vor 21 Uhr ins Bett, ist sie vor dem Weckerklingeln wach und angezogen, noch bevor das Frühstück fertig ist.

Es ist immens wichtig, den Kindern das früh beizubringen – ich habe es erst mit 40 festgestellt, als ich einen Artikel zu einer Studie über Gewohnheiten und Schlafdauer gelesen habe. Darin stand nämlich: Die meisten Menschen haben kein Problem damit, früh aufzustehen – sondern ein Problem damit, rechtzeitig ins Bett zu gehen. Als ich das gelesen habe, fiel es mir wie Schuppen von den Augen. Ich war nämlich auch immer so eine Nachteule, die vor Mitternacht nicht ins Bett gefunden hat. Um sich dann zu wundern, dass man sich morgens wie gerädert fühlt und entgegen aller Vorsätze die Snoozetaste drückt. Aber die gute Nachricht ist: Man kann sich umtrainieren.

WIE VIELE STUNDEN SCHLAF BRAUCHEN KINDER?

Natürlich ist auch das sehr individuell – aber es gibt Richtwerte, an denen wir uns orientieren können: Babys bis drei Monate brauchen 14 bis 17 Stunden Schlaf, bis zu einem Jahr dann 12 bis 15 Stunden, bis zu zwei Jahren 11 bis 14 Stunden. Kindergartenkinder brauchen 10 bis 13 Stunden, Schulkinder bis 13 Jahre 9 bis 11 Stunden. Bei Erwachsenen und älteren Jugendlichen liegt der Wert zwischen 7 und 9 Stunden.

WANN IST DIE OPTIMALE BETTZEIT?

Die individuelle Insbettgehzeit ergibt sich logischerweise aus der Aufstehzeit minus dem persönlichen Schlafbedarf der Kinder, eine einfache Rechnung. Beispiel: Ein Kind steht regelmäßig morgens um 7 Uhr auf und braucht ungefähr 10 Stunden Schlaf. Dann sollte es spätestens um 21 Uhr im Bett sein. Mit berücksichtigen sollten wir, dass manche Kinder etwas länger zum Einschlafen brauchen. Für sie sollten Sie die Zubettgehzeit entsprechend früher ansetzen.

An manchen Tagen ist es verrückt: Da liege ich im Bett und fühle mich, als hätte ich schon fertig geschlafen, so wach bin ich. Und an anderen Tagen bin ich so müde, dass ich es kaum mehr schaffe, mir die Zähne zu putzen, weil mir eigentlich schon am Esstisch die Augen zufallen. Meistens an den Tagen, an denen viel passiert ist. Bei meinem Bruder ist es immer gleich. Der ist den ganzen Tag über wach, und abends legt er sich hin und schläft innerhalb von 10 Minuten ein. Das ist bei jedem unterschiedlich.

WELCHES TIER IST IHR KIND? LERCHEN UND EULEN

Solange Kinder noch nicht zur Schule müssen, können wir die Aufsteh- und Zubettgehzeiten flexibel halten. Achten Sie nur darauf, welcher Schlaftyp Ihr Kind ist. Die Lerchen kommen morgens ohne Probleme aus dem Bett, sind gut gelaunt und fühlen sich sofort topfit, aber sie werden abends relativ früh müde. Kleine Eulen (auch besser bekannt als: Morgenmuffel) schlafen morgens gerne lange und sind abends kaum ins Bett zu bekommen. Das ist bei den Kindern so – und später, wenn sie erwachsen sind, bleibt es. Haben wir

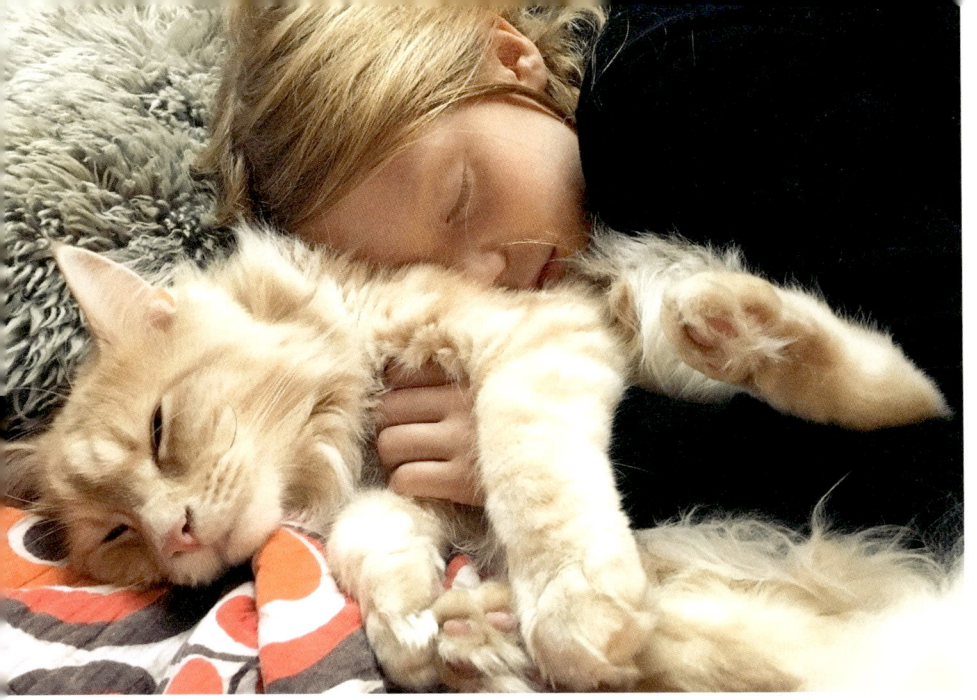

aber erst mal die Veranlagung des Kindes erkannt, löst das in der gesamten Kindheit häufig so manche Schlafprobleme.

Die sind nämlich gar nicht selten, auch bei Kindern schon. Schuld daran ist die durcheinandergeratene Melatoninausschüttung. Dieses Hormon sorgt dafür, dass wir abends müde werden. Bei den unregelmäßigen Schläfern haben Forscher festgestellt, dass sie das Melatonin erst 2,6 Stunden später ausschütten als diejenigen, die überwiegend zur gleichen Zeit ins Bett gingen. **FAZIT:** Die regelmäßige Bettgeh- und Aufstehzeit ist genauso wichtig wie die Anzahl der Stunden, die man schläft.

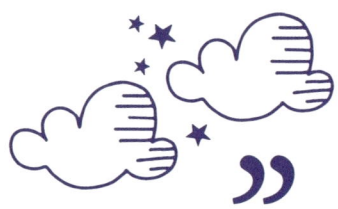

Morgens ist es genauso bei meinem Bruder und mir. Lovi schlägt die Augen auf: Ding dong, ist er wach. Mama sagt immer, mich muss man an den Haaren aus dem Bett ziehen, sonst steh ich nicht auf. Aber es stimmt, ich kann mich einfach nicht aufraffen, und es ist im Bett so gemütlich. Aber weil ich dann wieder hetzen muss, wird's dann natürlich wieder ungemütlich. Ich versuche wirklich schon lange, das zu ändern, aber ich bekomme es nicht gut hin. Festgestellt habe ich aber: Der Trick ist, früh ins Bett zu gehen. Dann kann ich besser aufstehen. Und Mama schickt, wenn es gar nicht geht, immer unseren Hund als Weck-Kommando zu uns — wenn der angesprungen kommt, steh ich am besten auf.

Ein Team des Brigham and Women's Hospital in Boston veröffentlichte eine Studie zum Thema Schlafgewohnheit. Im Rahmen dieser Studie befragten und untersuchten die Forscher 61 Studenten. Während eines Zeitraumes von 30 Tagen mussten die Teilnehmer ein Schlaftagebuch führen. Die Forscher verglichen diese Daten mit ihren Studienleistungen. Das Ergebnis: Studenten mit unregelmäßigen Schlafmustern hatten einen schlechteren Notendurchschnitt. Die, die immer zur gleichen Zeit zu Bett gingen und aufstanden, brachten auch bessere Leistungen in ihrem Studium. Ihre Tagebücher zeigten auch, dass sie leichter aufstehen und morgens voller Energie waren. Und am Abend schliefen sie auch viel schneller ein.

WIE WERDEN KINDER MÜDE?

Alle sind müde, nur die Kinder nicht. Jede Familie kennt das. Aber wie werden Kinder überhaupt schläfrig? Auf jeden Fall nicht so: Als ich klein war, arbeitete mein Vater ganztags in der gemeinsamen Praxis meiner Eltern, meine Mutter nur halbtags, um sich nachmittags um uns Kinder zu kümmern. Abends kam mein Vater dann nach Hause, hatte uns logischerweise tagsüber wenig gesehen – und wollte das in den 15 Minuten vor dem Insbettgehen ausgleichen. Zum Leidwesen meiner Mutter erfolgte das durch wilde Kitzel- und Tobeattacken, die uns natürlich bumswach im Bett liegen ließen, wenn meine Mutter wieder mit dem Einschlafritual dran war. Er hat also mal eben kurz weggefegt, was meine Mutter stundenlang an Müdigkeit aufgebaut hatte. Da hätte eigentlich nur noch gefehlt, dass er sagt: »Ey Kinder, wollt ihr 'ne Cola zum Essen?«

Aber das ist eben ein Interessenkonflikt, auch heute noch in vielen Familien. Die Kinder liegen schon im Bett, Papa kommt nach Hause und will spielen. Das ist aber leider keine gute Idee. Denn beim Toben geht der Puls hoch, der Kreislauf wird angekurbelt – und das wieder runterzutunen ist nicht einfach und bringt die Kinder komplett durcheinander. Deshalb ist die sogenannte »Screentime« vor dem Insbettgehen auch keine gute Idee: Computerspiele steigern den Adrenalinspiegel, und der Bildschirm verhindert mit seinem blauen Licht die Ausschüttung des Schlafhormons Melatonin. Besser wäre es, wenn der Elternteil, der nach Hause kommt, sich zu den Kindern legt und sie gemeinsam reden. Aber nicht Fragen stellen wie »Und, wie war es in der Schule?«, sondern offene Fragen stellen. *Was war heute besonders schön? Worüber hast du dich gefreut? Was hast du gespielt?*

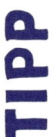

TIPP Rituale rund um den Schlaf sind sehr wichtig für Kinder und erleichtern den Alltag der gesamten Familie. Meine Top 3 für ein besseres Einschlafen:

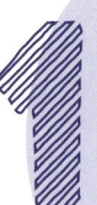

Kraulen, kraulen und nochmals kraulen (Arme, Rücken, Beine).

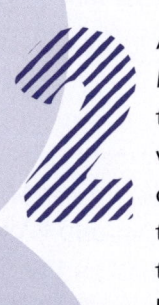

Abdunkeln! Nur dann läuft die Melatoninproduktion auf Hochtouren, und die Kinder werden von ganz alleine müde. Morgens das Zimmer entsprechend hell halten, damit das Wachhormon Serotonin ausgeschüttet werden kann. Der natürliche Hell-Dunkel-Rhythmus ist am gesündesten. Wichtig: Wenn Sie am Wochenende länger schlafen wollen, lassen Sie es morgens richtig schön dunkel in den Kinderzimmern – dann haben Sie 2 bis 3 Stunden länger Ruhe.

Der Klassiker: Vorlesen! Nichts ist gemütlicher und beruhigender als eine Gutenachtgeschichte im Arm von Mama oder Papa.

GUTE-NACHT-GESCHICHTE, OBWOHL DIE KINDER LESEN KÖNNEN?

Es gibt wie gesagt nichts Entspannenderes, als etwas vorgelesen zu bekommen. Erst recht am Ende des Tages im gemütlichen Bettchen. Dazu kommt: Wer als Kind regelmäßig etwas vorgelesen bekommt, hat später in der Schule weniger Probleme mit dem Lesen. Sogar die Stiftung Lesen rät daher, früh, viel und lange vorzulesen, auch dann, wenn die Kinder schon selbst lesen können. Nicht nur, weil es ein schönes Ritual und ein geradezu heiliger Moment der Zweisamkeit in der Familie ist. Sondern auch, weil Anfänger nur sehr einfache Texte schaffen; für spannende und lustige Geschichten brauchen sie einen Vorleser.

TIPP beim Vorlesen Aus eigener Erfahrung: Schauen Sie vorher nach, wie lang die Kapitel sind. Nicht vorher versprechen: Wir lesen ein Kapitel, und dann dabei einschlafen, weil es viel zu lang ist. Was versprochen wird, müssen wir auch halten.

HÖRBUCH ZUM EINSCHLAFEN – JA ODER NEIN?

Generell ist es nicht zu empfehlen, regelmäßig Hörbücher etc. zum Einschlafen zu verwenden, weil die Kinder dann häufig ohne nicht mehr einschlafen können. Heino sagt dazu sehr treffend: Hörbuch ist Mist – der Sprecher wird es nie schaffen, so eine schläfrige bzw. einschläfernde Stimme zu haben wie die Eltern beim Vorlesen. Aber es spricht nichts dagegen, an besonders aufregenden Tagen ein leichtes Meeresrauschen oder Meditationsmusik im Hintergrund laufen zu lassen. Es gibt sogar Einschlaf-Playlists bei iTunes und Spotify – die können auch schon am frühen Abend laufen.

Und wie ist es mit Einschlaf-Apps? Als ich selbst mal stressige Zeiten hatte, haben wir zum Einschlafen manchmal eine Einschlaf-

App auf Basis des autogenen Trainings verwendet. Die geht circa vier Minuten. Am Anfang muss man sie manchmal zwei Mal hören – nach ein paar Wochen genügen die ersten Worte, dann sind wir schon im Land der Träume.

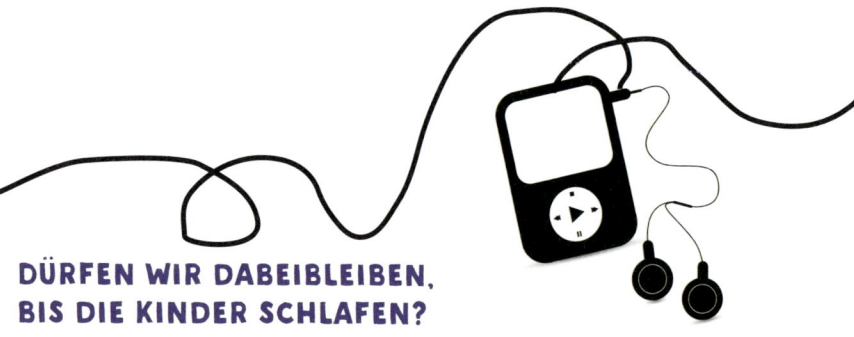

DÜRFEN WIR DABEIBLEIBEN, BIS DIE KINDER SCHLAFEN?

Eine gute Frage, an der sich die Geister scheiden. Ich bin nach dem Rückenkraulen dageblieben, bis die Kinder schliefen. Mit dem Ergebnis, dass ich meistens gleich mit eingeschlafen bin – und um 23 Uhr in Klamotten aufwachte. Nervig! Vor allem, weil man ja zum Zähneputzen aufstehen muss und durch das Licht und die dadurch entstehende Serotoninausschüttung (der Körper denkt, wir stehen wieder auf, und schüttet Wachhormone aus) hellwach wäre. Biorhythmus-Fasching nenne ich das immer. Dann sind wir nämlich so ausgeschlafen, dass wir noch zwei Stunden die Küche aufräumen oder die Steuer machen könnten – und kommen mal wieder viel zu spät ins Bett. Der Abend ist ruiniert. Und der nächste Morgen auch. Optimal wäre es, nach dem Einschlafritual das Licht auszumachen, Gute Nacht zu sagen und die Kinder dann alleine einschlafen zu lassen. Ein kleines Nachtlicht hilft beim Alleinbleiben.

Aber ich bleibe trotzdem immer noch dabei.

,,

Dass Mama immer dableibt, bis wir eingeschlafen sind, finde ich so gemütlich. Ich hoffe, das bleibt noch ganz lange so. Ich kann es auch alleine, aber gekrault zu werden, bis ich einschlafe, ist so schön. Ganz oft fallen mir auch erst im Bett, wenn ich ruhig werde und nichts machen muss, die Geschichten ein, die tagsüber passiert sind, und die erzähle ich Mama dann. Nach der Schule will ich da oft gar nicht drüber reden, aber abends mag ich es sehr. Dann besprechen wir, was gut und schlecht war.

NACHTS WACH WERDEN – UND DANN SCHNELL RÜBER ZU MAMA UND PAPA INS BETT?

Ein Thema, das immer wieder die Gemüter erhitzt und worüber sich Eltern auch untereinander streiten: Kinder im Elternbett. Oder eben gerade NICHT im Elternbett.

Fakt ist: Kinder wollen natürlich zu Mama und Papa ins Bett. Klar, ist ja auch waaahnsinnig gemütlich. Und evolutionsbedingt aus Sicherheitsgründen bzw. für die Fortpflanzung auch sinnvoll: Kinder, die nicht bei ihren Eltern schliefen, wurden nämlich früher nachts von wilden Tieren gerissen. Gemeinsam schlafen war also absolut richtig und überlebenswichtig. Diese Zeiten sind vorbei – das Verlangen nach der Nähe der Eltern ist aber geblieben. Mein Mann sagte dazu immer murrend: »Jaja, wenn es ums Schlafen geht, sind sie noch Höhlenmenschen – aber wenn es ums iPad geht, sind sie sehr up to date! Da macht es ihnen nichts, alleine in der Höhle zu sitzen!« Wo er recht hat, hat er recht.

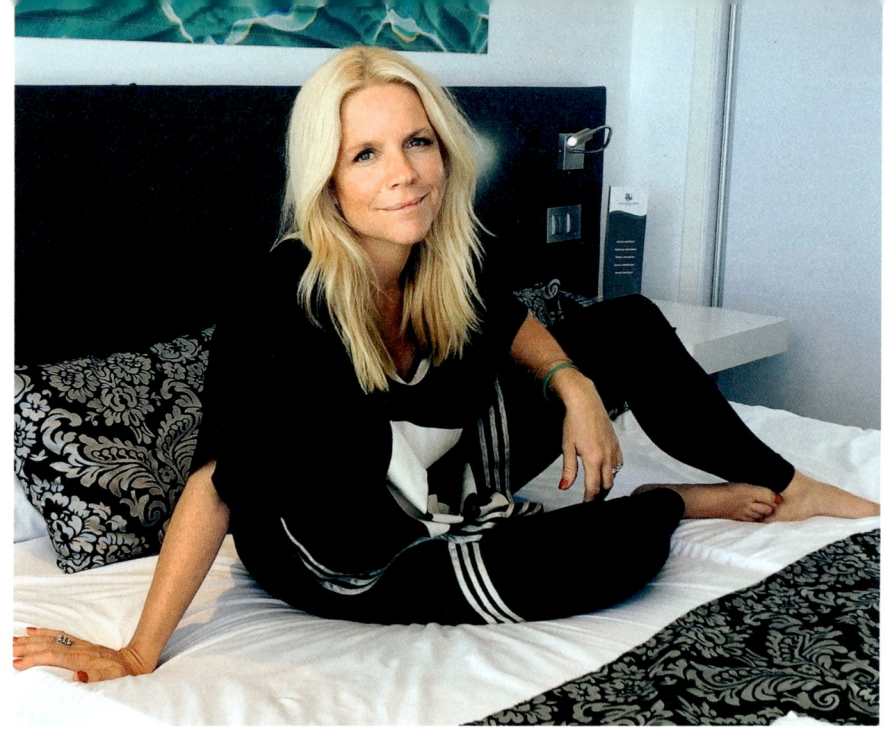

Aber ganz ehrlich: Wir wollen ja eigentlich auch nicht alleine schlafen. Menschen sind generell keine Lebewesen, die bevorzugt allein sind, vor allem nicht nachts – sonst würden sie sich nicht am liebsten zu einem Paar formieren, und die Dating-Plattformen würden nicht wie die Pilze aus dem Boden sprießen. Auch das ist durch ein Sicherheitsbedürfnis zwecks Sicherung des Nachwuchses evolutionsbedingt sinnvoll. Also, warum sollten wir Kinder zwingen, alleine in ihrem Zimmer zu schlafen?

Heino kann schon die Frage gar nicht nachvollziehen. »Kinder im Bett? Nee! Wenn ich irgendwann endlich im Bett liege, da will ich nicht immer noch einen Fuß im Gesicht haben.« Wir sehen das anders, unsere Kinder durften immer bei uns schlafen. Kreuz und quer. Denn manche turnen regelrecht. Auch darüber kann sich Heino herrlich aufregen: »Weißt du, Charlotte, wenn sie dann wenigstens nur daliegen und schlafen würden. Aber warum müssen sie quer liegen? Und sich an einen klammern? Auf einem liegen? Und nachts drei Mal von unten nach oben drehen? Mit dem Ergebnis, dass meine Frau nach einer Weile angefangen hat, im Kinderbett zu schlafen. Hallo?? Wie soll man denn da die Beziehung retten? Kinder im Ehebett und Eltern im Kinderbett? Das ist doch verkehrte Welt. So geht's ja auch nicht.«

Viele besorgte Eltern fragen mich also: »Soll ich erlauben, dass mein Sohn jede Nacht zu mir ins Bett kommt? Ja, ja und nochmals JA. Schicken Sie Ihre Kinder nicht weg, wenn sie ein Bedürfnis nach Nähe haben. Das ist fast die wichtigste Botschaft dieses Buches. Wenn sie zu Ihnen wollen, dann brauchen sie das noch. Ich habe auch im Bekanntenkreis Eltern, die sagen: »Nee, also das kommt gar nicht infrage – das muss man ihnen echt direkt abgewöhnen.« Ich sage aber: Sicher wird nicht gleich ein Massenmörder aus Ihrem Kind, wenn Sie das machen – aber es sucht nicht ohne Grund Ihre Nähe. Und meine Erfahrung ist: Wenn Kinder so weit sind, in der Regel wenn sie anfangen durchzuschlafen, hören sie von ganz alleine damit auf. Spätestens mit 18 Jahren ☺.

TIPP Wenn Ihr Kind einen Albtraum hatte, lassen Sie es bitte unbedingt zu sich ins Bett. Dann braucht es Trost und Sicherheit. Freuen Sie sich, dass es zu Ihnen kommt – das ist ein großer Vertrauensbeweis.

Oft höre ich auch den Satz: »Ich finde es ja eigentlich sehr schön –
aber ich schlafe schlecht, weil es sehr eng ist, und wache wie gerädert
auf.« Dazu muss ich sagen: Auch das ist keine Ausrede. Wenn Ihr
Bett nur Standardmaße hat bzw. gefühlt zu klein ist, machen Sie es
wie Angelina Jolie und Brad Pitt, als ihre Kinder klein waren: Bauen
Sie an! Wir hatten 3,40 Meter Platz – ein herrliches Familienbett
zum Schlafen, Vorlesen, Toben und Lachen.

MIT IM ELTERNBETT EINSCHLAFEN?

Abzugrenzen vom nächtlichen Rüberkommen ist der Wunsch vieler
Kinder, im Elternbett einzuschlafen. Dazu kann ich sagen: Besonders in den ersten Lebensmonaten, wenn eine Mutter ihr Kind stillt,
ist es wirklich sinnvoll, das Elternbett mit dem Nachwuchs zu teilen. Evolutionsbedingt tut es Babys und Kleinkindern, wie gesagt,
sehr gut, bei den Eltern zu schlafen. Dort fühlen sie sich beschützt
und sind entspannter. Aber spätestens ab dem Grundschulalter können wir sie dazu ermutigen, im eigenen Bett zu bleiben. In den meisten Fällen kommt der Wunsch, allein zu schlafen, aber irgendwann
ganz von selbst.

WENN KINDER NICHT SCHLAFEN WOLLEN

Vielleicht kennen Sie das: Mal ist es ein Monster unter dem Bett oder eine Fliege im Zimmer – wenn Kinder nicht schlafen wollen, sind sie sehr erfinderisch. Nur noch ein paar Minuten länger … bitte!

Bei Babys und Kleinkindern ist ein unruhiger Schlaf wie gesagt normal. Die Kleinen müssen erst ihren Schlafrhythmus finden. Besorgt sollten Eltern sein, wenn Schulkinder plötzlich unter Schlafproblemen leiden. In der Regel benötigen Grundschüler wie gesagt 10 bis 11 Stunden Nachtruhe. Weniger kann zu Konzentrations- und Leistungsschwächen führen. Weitere Folgen von Schlafmangel können Immunschwäche, Wachstumsstörungen bzw. Stimmungsschwankungen mit Reizbarkeit, Ängste und Aggressionen sein. Denn in der Tiefschlafphase stärken wir die körpereigenen Abwehrkräfte und schütten Wachstumshormone aus.

WANN SIND SCHLAFSTÖRUNGEN ERNSTHAFTE PROBLEME?

Generell gilt: Wenn ein Kind über einen Zeitraum von mindestens vier Wochen schlecht schläft und tagsüber unkonzentriert und nervös wirkt, schlapp und antriebslos ist, besteht echter Handlungsbedarf. Inzwischen leidet tatsächlich jedes vierte bis fünfte Kind an echten Schlafstörungen – und die Tendenz ist steigend. Schuld sind häufig zu viele Reize (durch beispielsweise digitale Medien oder zu viele Hobbys) – und Stress in der Familie oder Schule.

MÖGLICHE URSACHEN

Reize bringen das Kinderhirn auf Hochtouren. Morgens eine Runde mit dem Gameboy spielen, nachmittags Videospiele und am Abend noch ein Stündchen fernsehen. Zu viel! Ist dann noch der Nachmittag voller Hobbys und Verabredungen, haben kleine Köpfe kaum die Chance, all die gesammelten Eindrücke zu verarbeiten. In den meisten Fällen sind Schlafstörungen Folge bzw. Ausdruck einer sogenannten Tagesstörung. Neben der genannten Reizüberflutung kann auch mangelnde Bewegung den Schlafrhythmus stören. Kinder, die nicht genug getobt und gespielt haben, sind häufig abends nicht müde. Nicht zu unterschätzen sind auch kindliche Ängste. Fantasiegestalten wie das Monster unterm Bett sind für die Kleinen absolut real und sollten von Eltern mit dem nötigen Ernst besprochen werden.

MERKE: Viele »Störungen« verschwinden von alleine wieder. Nur weil Kinder eine Weile abends schlecht schlafen, bedeutet das nicht, dass es so bleibt. Es sind Phasen, die vorübergehen. Wenn es so ist, dann lassen Sie ein paar Wochen einfach überflüssige Freizeitbeschäftigungen weg – inklusive mehr als ein bis zwei Verabredungen pro Woche. Dann normalisiert sich das Schlafverhalten meist wieder.

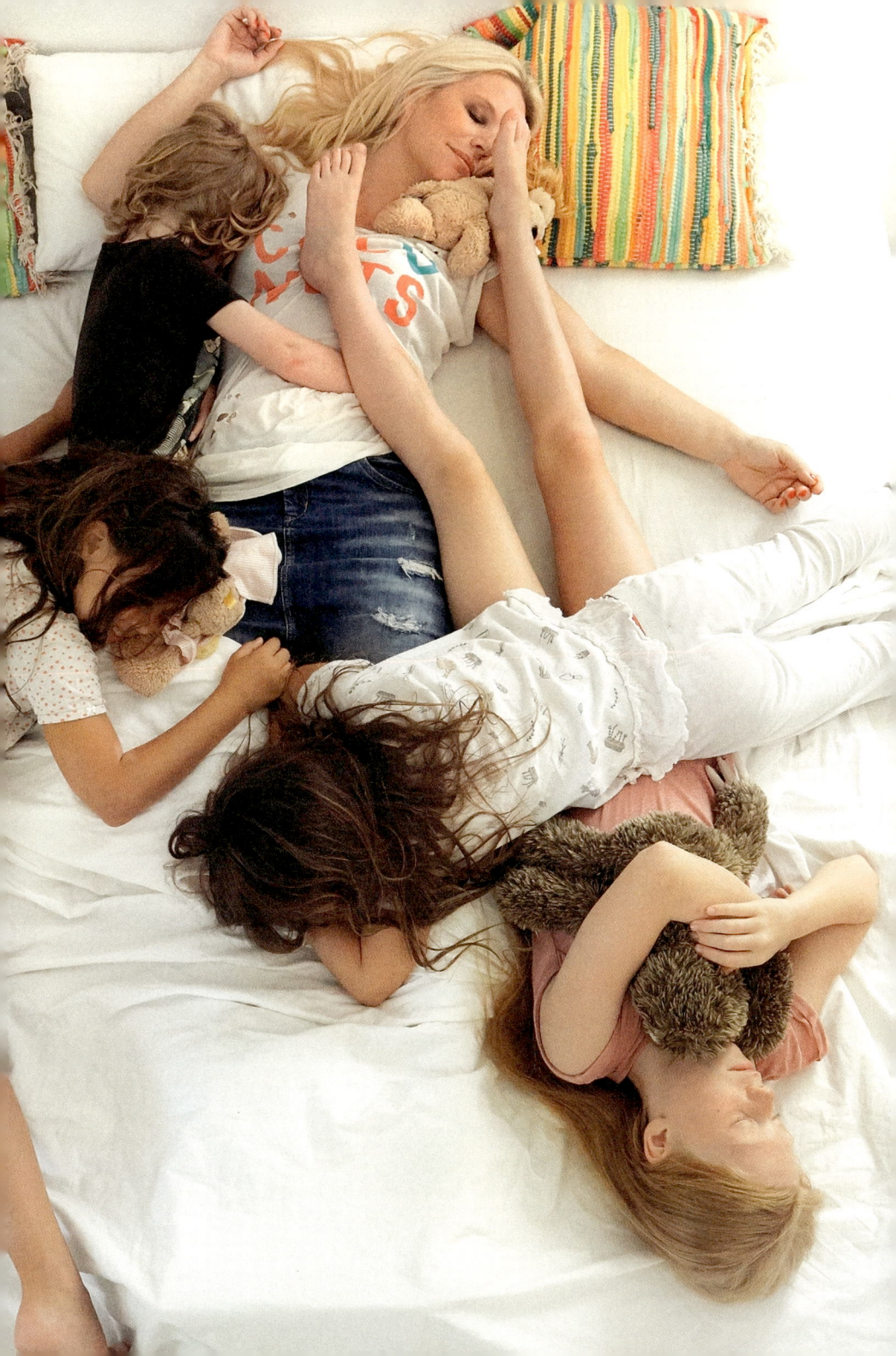

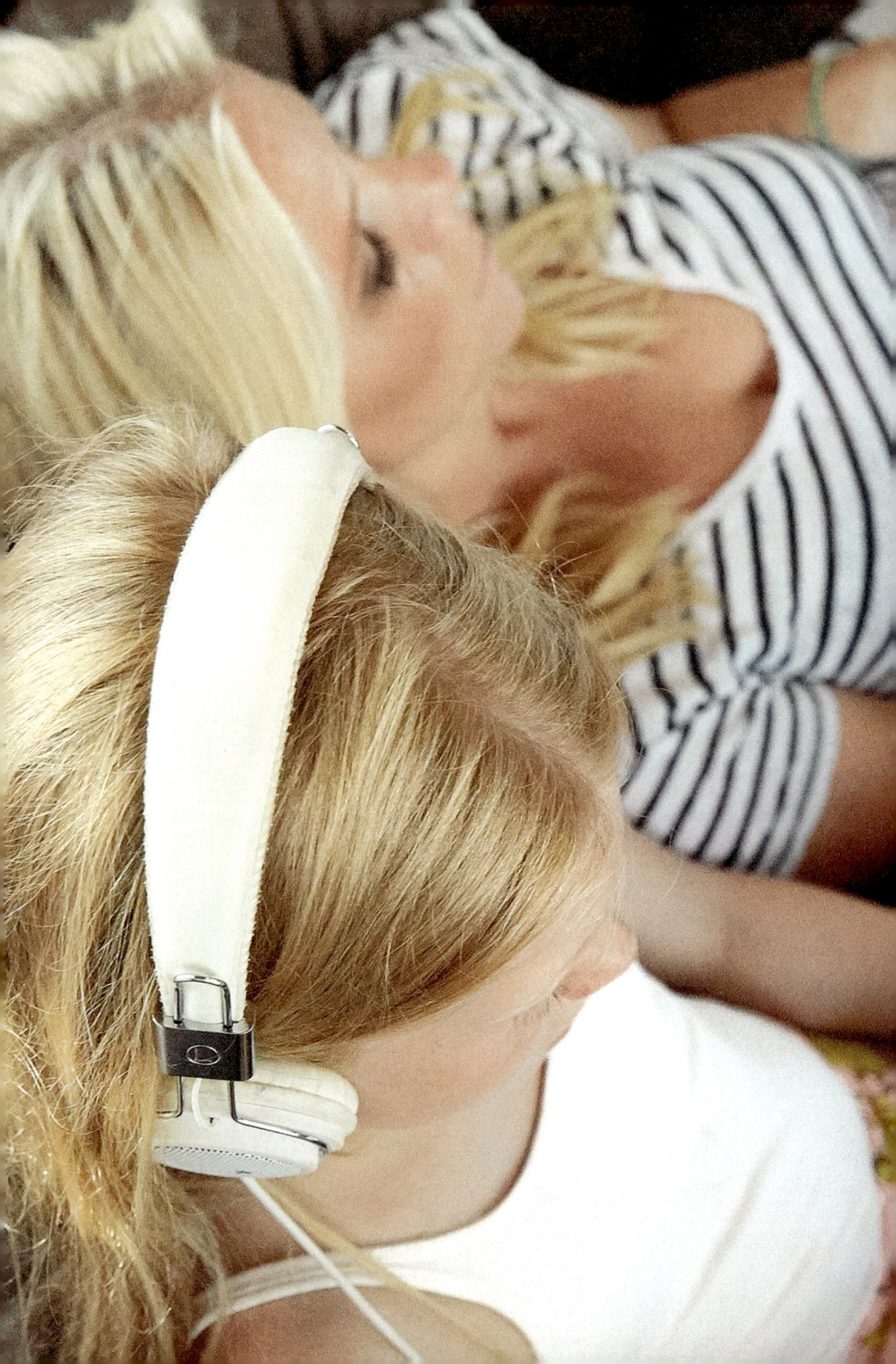

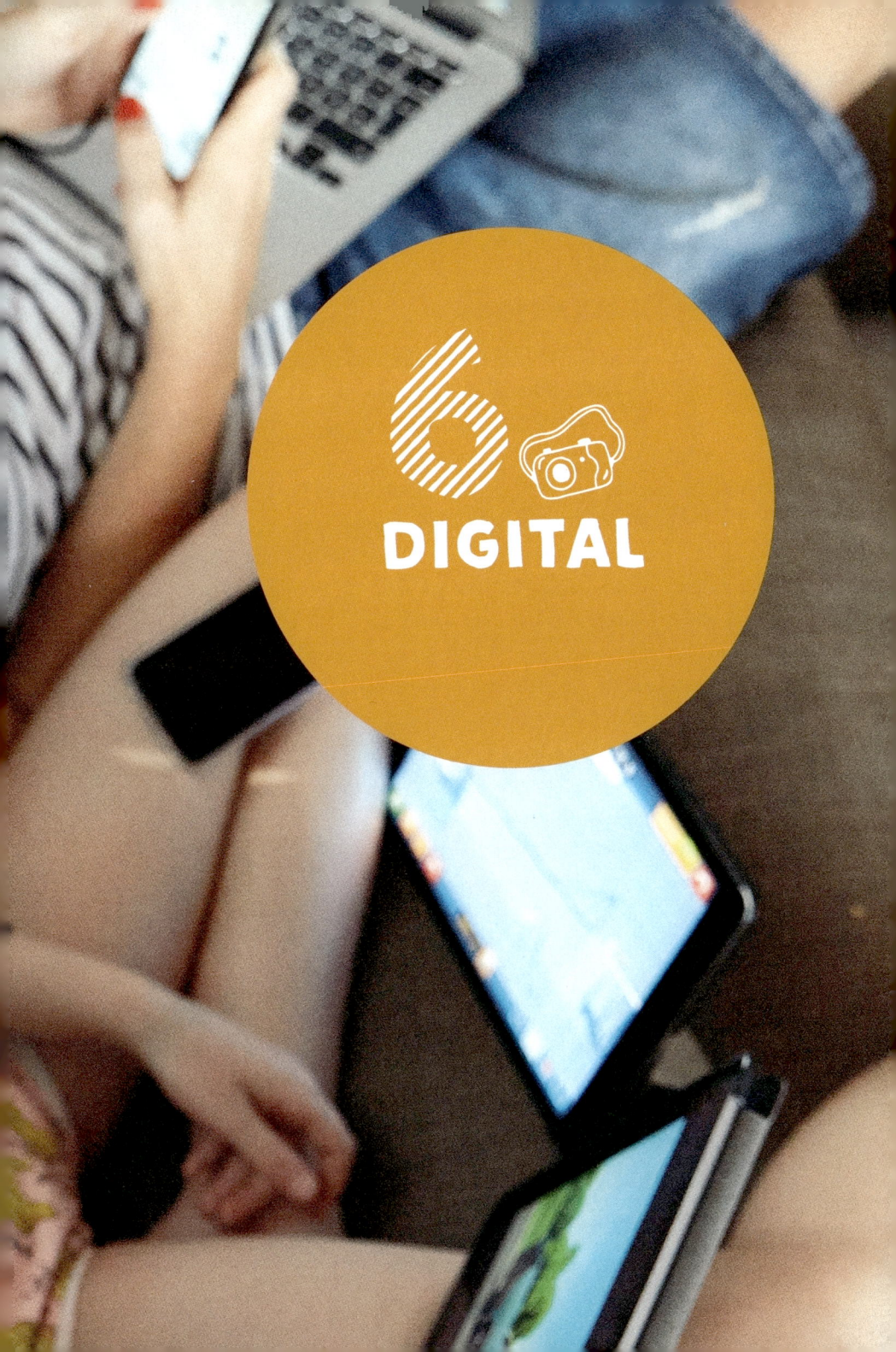

SMARTPHONE & TABLET – DIE NEUEN FAMILIENMITGLIEDER?

DIE DIGITALEN MEDIEN

In der klassischen Familie herrscht heute immer häufiger Stille. Die Kinder sitzen mit dem Tablet da, die Eltern am Handy. Ab und zu ein *Pling:* Eine Nachricht ist eingegangen. Ich sehe immer wieder, wie sich Smartphone & Tablet mittlerweile allerorten als Familienmitglied eingeschlichen haben. Sei es im Urlaub bei der Familie im Restaurant, wo der Sohn beim (!) Essen mit dem Tablet daddelt – mit einer Hand die Pommes reinschiebend, mit der anderen Hand »Mario Run« spielend. Die Schwester guckt auf dem iPhone der Mutter Bibi & Tina – und der Vater scrollt bei Instagram den neuen »Feed« durch. Während des Essens, wohlgemerkt! Am nächsten Morgen das Gleiche in Grün: Im Hotel liegt ein Pärchen am Pool, jeder mit seinem Smartphone, anstatt miteinander zu sprechen. Und last but not least sind auch viele Mütter auf den Spielplätzen der Nation nicht besser, die beim Schaukeln der Kinder die sozialen Medien unsicher machen. Sicherlich tun das nicht alle, aber sehr, sehr viele – und es werden immer mehr. Das ist eine gefährliche Entwicklung, vor allem wenn man bedenkt, dass Urlaube, Abendessen und Zeit auf dem Spielplatz eigentlich dafür da sind, sich mit der Familie auszutauschen. Häufig sind das die einzigen Zeiten, die nach Schule und Job noch für Gespräche bleiben.

Die rechteckigen Kommunikationsmittel sind also immer am Start. Mittlerweile haben acht von zehn U- oder S-Bahn-Reisenden ihr Smartphone in der Hand – unterwegs auf der Website ihrer Tageszeitung, Nachrichten schreibend oder versunken in Spielen. Viele User haben es auf dem Tisch und neben dem Bett, im Auto, beim Fahrradfahren oder im Fitnessstudio immer parat. Tracken ihren Schlaf und zählen ihre Schritte: Schlafqualität 86 %, vier Mal aufgewacht, 17 Minuten geschnarcht.

Ohne die digitalen Medien zu verteufeln: So geht es nicht. Wir sollten dankbar sein über diese technische Entwicklung, die vieles erleichtert – aber auch einen verantwortlichen Umgang damit pflegen und ihn unseren Kindern beibringen. So wie damals, als die Autos auf den Markt kamen. Da gab es weder Sicherheitsgurte noch Airbag und auch keinen Führerschein. Mittlerweile haben wir nach der ersten Euphorie über den fahrbaren Untersatz gelernt, damit umzugehen. Fahrtraining, Führerschein und viele, viele Regeln. So müssen wir es auch mit den digitalen Medien machen. Uns einen Überblick verschaffen über Möglichkeiten und Risiken – um dann zu entscheiden, was wir brauchen, und dies auch an unsere Kinder weitergeben. Na, dann mal los ☺.

WAS MACHEN DIE DIGITALEN MEDIEN MIT KÖRPER & GEIST – DAS DIGITALE KIND

Ich erinnere mich an eine Bilderstrecke in einer Tageszeitung vor ein paar Jahren, in der ein Fotograf Kindergesichter geknipst hatte, die vor dem Fernseher sitzen. Eine Horrorstrecke! Komplett hypoton, der ganze Körper schlaff, halb offener Mund, Schlafzimmerblick. Berieselung pur. Und das war nur der gute alte Fernseher. Vor dem sind wir zwar komplett passiv, und im Gehirn passiert wenig – aber dafür knicken wir wenigstens nicht die Halswirbelsäule ab, auf der dann das komplette Gewicht lastet und zu Nackenproblemen führt. In einer Studie haben sich erste Hinweise gefunden, dass durch die Smartphonenutzung das Daumenwachstum beeinflusst wird. Und das ist längst nicht alles.

Laut einem UNICEF-Bericht zur Situation der Kinder in der Welt aus dem Jahr 2017 ist einer von drei Internetnutzern weltweit heute ein Kind oder Jugendlicher unter 18 Jahren. In einigen Ländern verwenden Kinder unter 15 Jahren das Internet sogar genauso häufig wie Erwachsene über 25 Jahre.

MEINE DAMEN UND HERREN – VOILÀ: EINE ÜBERSICHT DER NEUEN DIAGNOSEN UNSERER ZEIT. UND UNSERER KINDER.

SCHILDKRÖTENHALS: Beim Starren auf einen Bildschirm verkrampfen wir, ziehen Schultern und Nacken hoch. Die Folgen: Verspannungen, Kopf- und Nackenschmerzen.

MAUSARM: Durch langes Arbeiten mit einer Computermaus belasten wir Muskulatur und Gelenke nur einseitig. Die Folgen: Taubheitsgefühl, Kribbeln, Koordinationsprobleme, Schmerzen, Entzündungen.

HANDYNACKEN: Gesenkter Kopf, Blick aufs Display – das Genick muss dabei bis zu 27 Kilo Gewicht tragen. Je stärker wir unseren Kopf nach vorn neigen, desto mehr Kilo muss das Genick aushalten. Die Folgen: Verspannungen, Schmerzen, Bandscheibenvorfälle.

SMARTPHONE-DAUMEN: Auch als SMS-Daumen bekannt. Ständiges Tippen und Wischen belastet insbesondere Daumen und Zeigefinger, die für derart monotone Bewegungen nicht gemacht sind. Die Folgen: Sehnenentzündungen, Überanstrengung, Steifheit, schlimmstenfalls Arthrose.

UNFÄLLE DURCH SELFIES UND CHATS: Wir sind auf dem Weg dahin, dass bei Unfällen bald nicht mehr Autos die Ursache Nummer 1 sind – sondern Handys. Allein 2015 gab es mindestens zwölf Todesopfer durch verunglückte Selbst-Fotografierer. Aber auch davon abgesehen ist das Handy eine Gefahr: Viele von uns schreiben beim Autofahren Nachrichten, laufen tippend durch und vor allem über Straßen und joggen mit Podcast durch die Stadt. Selbstverständlich wollen wir unsere Geräte nicht mehr missen. Aber wir müssen uns zwingen, verantwortlich damit umzugehen – insbesondere, da wir Vorbilder für unsere Kinder sind und sie, wie bereits in früheren Kapiteln angesprochen, sich alles abschauen. Im Guten wie im Schlechten.

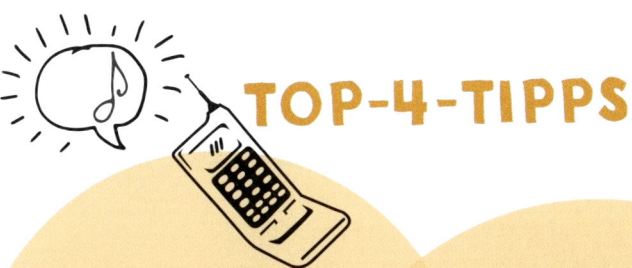

TOP-4-TIPPS

➡ Smartphone immer mindestens eine halbe Armlänge vom Gesicht entfernt halten. Um zu gewährleisten, dass die Kinderaugen unterschiedlichen Entfernungen ausgesetzt sind.

➡ Beim Auto-, Motorrad- und Fahrradfahren, bei Mahlzeiten und im Bett: Handy aus und weglegen! Oder wenigstens den Flugmodus an, damit das Pling nicht dazu verführt, auf das Handy zu schauen.

➡ Darauf achten, dass Kinder den Kopf möglichst wenig beugen. Denn wie gesagt: Je stärker wir ihn nach vorne neigen, desto mehr Gewicht lastet auf dem Genick – auf Dauer schmerzhaft und eine Ursache für schnelleren Verschleiß.

➡ Auf mangelnde Konzentration achten: Wirken Kinder sehr angestrengt oder abgelenkt, ist dies ein Signal, aufzuhören.

Der wichtigste Punkt ist aber immer noch, Interesse daran zu zeigen, was die Kinder im Internet machen. Das heißt nicht, den Kontrollfreak zu spielen, denn das verdirbt den Spaß an der Onlinewelt. Wir Eltern sollten aber mit dem Kind im Gespräch bleiben und gerade bei jüngeren Kindern mitschauen, welche Seiten kindgerecht und geeignet sind.

Seien Sie mit Ihrer eigenen Mediennutzung ein gutes Vorbild für Ihr Kind, und hinterfragen Sie sich auch mal kritisch, wie oft Sie welche Medien konsumieren. Aber nichts beschönigen! Ein Elterntest könnte Ihnen dabei helfen, Ihr Verhalten zu reflektieren: https://www.schau-hin.info/mitmachen/elterntest.html.

WARUM HAT DAS SMARTPHONE SO EINE ANZIEHUNGSKRAFT?

Was passiert im Gehirn, wenn Nachrichten wie WhatsApp etc. reinkommen? Warum wollen wir direkt nachschauen, wer geschrieben hat? Fragen über Fragen. Und eine ziemlich einfache Antwort.

Die digitalen Medien machen uns glücklich. Mit jeder Nachricht schüttet unser Körper Dopamin aus. Dabei handelt es sich um ein Glückshormon, das unser Gehirn nicht nur ausschüttet, wenn wir etwas Positives erleben, sondern bereits, wenn wir etwas Positives erwarten. So löst jede Vibration oder das Aufleuchten des Displays beispielsweise ein Glücksgefühl in uns aus. Daher könnten wir das Smartphone aus gesundheitlicher Sicht auch als Glücksspielautomaten bezeichnen: Jeder Klick auf eine Nachricht kann etwas Tolles oder Aufregendes bedeuten. In den meisten Fällen ist es eher unspektakulär, aber weil vielleicht in der nächsten Sekunde etwas Wichtiges passieren könnte, schauen wir immer wieder aufs Handy. Bestes Beispiel ist meine Mutter, die bei jeder WhatsApp-Nachricht aufspringt. Es könnte ja eine Tante sein, die etwas Spannendes zu sagen hat. Oder Hollywood ☺.

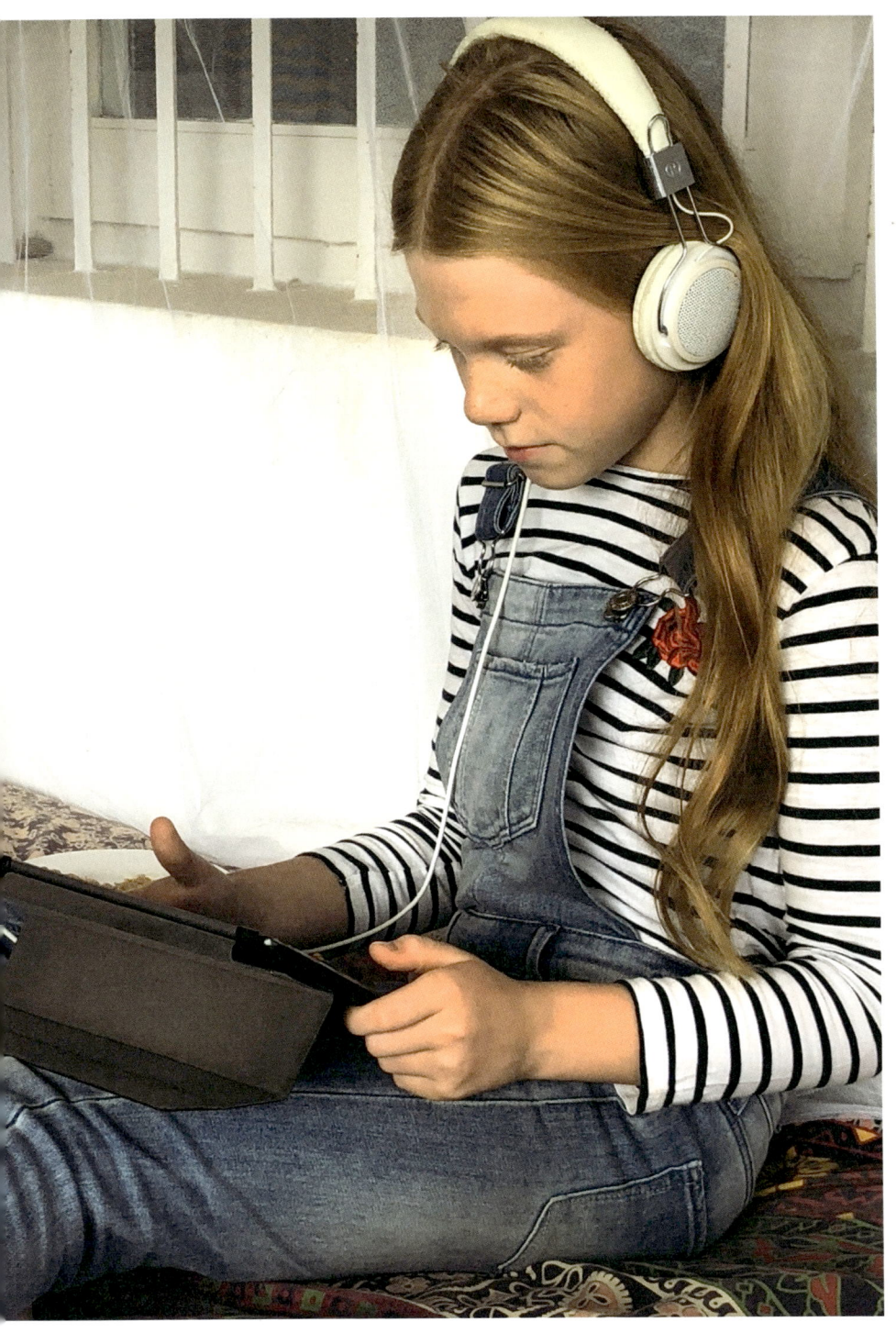

„

Ich mag es sehr, mit dem Handy oder iPad Spiele zu spielen oder vor dem Fernseher zu sitzen. Leider verbieten es mir meine Eltern ständig. »Nur eine halbe Stunde am Tag«, sagen sie immer. Das ist die Regel. Finde ich zwar nervig, aber sie meinen es natürlich gut. Mein Tipp ist: »Unauffällig verhalten und nichts fragen — dann vergessen sie es manchmal, und es wird eine Stunde daraus.«

TABLET VS. BABYSITTER

Machen wir uns nichts vor: Tablet & Co. sind sehr einfache und hervorragende Möglichkeiten, um Kinder ruhigzustellen. Setzen wir sie vor einen Bildschirm und kümmern uns nicht, sitzen sie abends immer noch da. Tun wir das nicht, sind Kinder ein 24-Stunden-Job. Sie haben Hunger, Durst, Fragen, wollen reden, spielen, toben …

Aber tatsächlich sind Medien kein Babysitter. Wir können sie auf Reisen nutzen oder wenn wir mal eben einkaufen müssen oder eine Runde joggen wollen – aber ersetzen Sie damit nicht die eigene Beschäftigung mit Ihren Kindern, so verlockend es auch sein mag. Ich muss mich häufig auch dazu zwingen ☺.

DAS TABLET IST KEIN ERZIEHER

Ach, und eins noch: Spiele sind auch keine Erziehungsinstrumente! Verwenden Sie das digitale Spielespielen nicht als Belohnungs- oder Bestrafungsmittel. Ansonsten bekommt die elektronische Welt eine ganz seltsame Bedeutung für Ihr Kind.

DIGITALE AMNESIE – DAS PASSIERT MIT DEM GEHIRN

Egal ob es der Geburtstag der Oma, die Einkaufsliste für das Wochenende oder ein wichtiger Arzttermin ist: Durch unsere Smartphones oder Tablets können wir alles Wichtige schnell abspeichern und wieder abrufen. Die elektronischen Geräte bestimmen unseren Alltag, und die meisten Menschen verlassen sich zu 100 Prozent darauf. Das bestätigt auch eine Studie vom Kaspersky Lab. Sie zeigte: Über 90 Prozent der 1000 Probanden sind mittlerweile von ihren Geräten als Erinnerungsstütze abhängig. Digitale Amnesie nennt sich das im Fachjargon. In einem Experiment im Rahmen der Studie sollten zwei Teilnehmergruppen auf einem Computer vorgegebene Sätze aufschreiben. Gruppe A schrieb in dem Wissen, dass ihr Dokument nach dem Schreiben abgespeichert wird. Gruppe B wurde hingegen mitgeteilt, ihre Sätze würden danach gelöscht. Im Anschluss sollten die Probanden die Sätze wiedergeben. Das Ergebnis: Die Personen, deren Texte gespeichert wurden, konnten weitaus weniger Sätze wiedergeben als Teilnehmer der zweiten Gruppe.

Doch was passiert da mit dem menschlichen Gehirn? Weitere Tests haben mittlerweile ergeben, dass das Gehirn nicht etwa weniger leistet, sondern sich der Digitalisierung anpasst. Auch diese These konnte mit einer Untersuchung bestätigt werden. Probanden sollten abermals Sätze aufschreiben, aber dieses Mal sollten sie diese in einem bestimmten Ordner auf dem PC abspeichern. Erneut konnten sich die Teilnehmer der Gruppe A weniger gut an den Text erinnern. Allerdings wussten sie ganz genau, wo ihr Dokument abgespeichert war. Das Gehirn hat sich also neu organisiert, wobei es nicht die geschriebenen Texte verinnerlicht, sondern den Ablageplatz in den Vordergrund stellt. Das Abladen von Informationen im Internet oder auf dem Smartphone schafft Platz für anderes in unserem Gehirn. Wenn wir uns nicht alles merken müssen, können wir uns viel mehr auf Details konzentrieren und diese einfacher wiedergeben. So lässt sich festhalten, dass die Digitalisierung den Menschen nicht verdummen lässt, sondern das Gehirn Daten nur anders verarbeitet.

UND WIE SIEHT DAS BEI KINDERN AUS?

Eine Studie mit Kindergartenkindern wies weitere schädliche Auswirkungen der Digitalisierung nach. 70 Prozent der befragten Kinder spielten täglich eine halbe Stunde mit dem Smartphone der Eltern. Dies kann, so die Studie, zu einer motorischen Hyperaktivität, Konzentrationsstörungen und Sprachentwicklungsstörungen führen. Zudem waren diese Kinder unruhig und leicht ablenkbar.

Forscher kamen zu dem Ergebnis, dass Eltern, die während der Betreuung ihrer Kinder am Smartphone sind, ohne Zweifel den Kindern schaden. Die Folgen sind Fütter- und Einschlafstörungen. Auch Mütter, die ihr Kind früher beim Stillen angeschaut haben, starren nun häufig auf ihr Smartphone. Zudem beschäftigen sie sich im Park und auf den Spielplätzen viel weniger mit den Kindern, was langfristig zu Bindungsstörungen führen kann.

Auf Spielplätzen bitte den Kindern widmen – nicht dem Handy. Basta.

WORAN ERKENNE ICH, DASS MEIN KIND SÜCHTIG IST?

Wie eingangs schon erwähnt, ist die Suchtgefahr bei der Handy- und Tabletnutzung enorm hoch. In Deutschland zählen wir ca. 600 000 Süchtige und 2,5 Millionen sogenannte »problematische Nutzer«. Kein Wunder, dass es immer wieder Diskussionen darüber gibt, ab wann es problematisch ist und wie viel Zeit gerade noch okay ist.

Generell gilt: Digitale Medien haben immer die stärkste Anziehungskraft. Aber solange sich Ihr Kind noch für andere Aktivitäten interessiert und nicht nur Tablet spielen will bzw. depressive Symptome zeigt, wenn es mal nicht spielen darf, liegen Sie in der Regel noch im Normbereich.

AB WANN DÜRFEN KINDER TABLET SPIELEN?

Für Kinder unter drei Jahren sind Smartphone und Co. tabu. Die Kleinen sollen erst mal die reale Welt mit allen ihren Sinnen entdecken, bevor sie zu den elektronischen Medien greifen. Denn mit der Bedienung dieser Geräte sind kleine Kinder häufig noch überfordert.

Ab drei Jahren können Sie zusammen mit Ihrem Kind die Möglichkeiten der elektronischen Medien erkunden. Am besten eignet sich dafür ein Tablet, da dieses leicht und intuitiv bedient werden kann. Laptops oder Computer sollten nur Kinder im Vorschulalter benutzen.

GENERELL GILT:

➡️ Kleinkinder bis drei Jahre sollten am besten gar nicht mit Bildschirmen in Berührung kommen.

➡️ im Alter von drei Jahren maximal 70 Minuten in der WOCHE vor Bildschirmen (inklusive Fernsehen) verbringen.

➡️ zwischen vier und fünf Jahren maximal drei Stunden in der Woche vor Bildschirmen sitzen.

➡️ zwischen sechs und neun Jahren maximal 45 Minuten am Tag vor Bildschirmen verbringen. Ab neun Jahren gilt maximal eine Stunde Bildschirm am Tag.

➡️ Nicht vor dem Zubettgehen am Gerät daddeln – das ist ein bisschen so, als gäbe man den Kindern vor dem Einschlafen Zucker oder Schokolade.

➡️ Auch auf Reisen in der Bahn, dem Auto oder Flugzeug Medien nur für kurze Zeitspannen eingesetzen.

„

Ich spiele wie gesagt gerne mit dem iPad – aber mein Bruder, der
ist süchtig, glaube ich. Der denkt immer nur ans Filmegucken und
Daddeln. Das Erste, was er morgens sagt, ist: Kann ich jetzt spielen?
Ich glaube, es stimmt, dass man nicht zu viel Zeit damit verbringen
sollte. Wenn mein Bruder dürfte, würde er ja nur noch davorsitzen.
Deswegen müssen Eltern auch Nein sagen, sonst würden wir das
Ding gar nicht mehr aus der Hand legen.

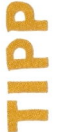

Ihr Kind nimmt Sie als Vorbild. Also sollten Sie Handy und Co.
auch mal ein paar Stunden aus der Hand legen und dem Nachwuchs zeigen: Es geht auch ohne Technik.

WORAN ERKENNE ICH GUTE APPS UND WEBSITES FÜR KINDER?

Kindgerechte Internetangebote bestehen aus wenig Text, vermitteln
auf spielerische Weise Wissen und enthalten keine Werbung oder
ungeeignete Verlinkungen zu anderen Seiten oder Apps. Zudem
sind sie leicht und intuitiv zu bedienen. Gute Angebote sind optisch
kreativ gestaltet, knüpfen direkt an die Lebenswelt der Kinder an
und ermöglichen es, eigene Erlebnisse darauf zu beziehen, etwa eine
Tier-App mit dem Besuch des Streichelzoos.

Herunterladen von Apps ist immer die Aufgabe der Erwachsenen. Vorsicht bei In-App-Käufen: Vor der Installation auf diesen
Hinweis achten und gegebenenfalls nicht runterladen. In den App-
Stores von Google und Apple muss mittlerweile angegeben werden,
ob In-App-Käufe möglich sind. Diese können vollständig deakti-
viert (iOS) oder mit einem Passwort geschützt (Android) werden.

WANN DARF DAS HANDY EINZIEHEN?

Mit dem Schulanfang beginnt für viele Erstklässler ein ganz neuer Lebensabschnitt. Jetzt bekommen sie nicht nur Zugang zu Mathe, Deutsch oder Englisch, sondern beginnen oft auch, das Internet intensiver zu nutzen. Deshalb ist es besonders wichtig, Kindern frühzeitig den sicheren Umgang mit dem Netz beizubringen.

Ab der fünften, sechsten Klasse gehört ein Handy dann allmählich zum Alltag der Kinder. Eine aktuelle Umfrage hat ergeben, dass 84 Prozent der Kinder im Alter von zwölf bis dreizehn Jahren ein Smartphone besitzen. Aber ist das ein Grund für die Anschaffung? Experten sagen Ja, denn Kinder werden sonst schnell zu Außenseitern; das Smartphone dient heutzutage ja auch zum Austausch mit Freunden. Wenn Ihr Kind als einziges nicht in der WhatsApp-Gruppe ist, gerät es schnell ins Abseits. Dennoch müssen wir darauf achten, dass die Kinder nicht nur aus Langeweile am Handy hängen, und auch die Schreibzeiten mit Freunden, Oma und Co. auf beispielsweise zehn bis zwanzig Minuten am Tag begrenzen.

Einige Eltern fühlen sich nur wohl, wenn ihre Kinder ab dem ersten Tag in der Schule mit einem Handy ausgestattet sind. Sie sehen dieses Gerät als Möglichkeit, bei Notfällen Bescheid zu sagen. Ich empfehle in diesen Fällen den Kauf eines Notfallhandys. Diese können per GPS geortet werden, und sie haben eine SOS-Taste. Anrufen können wir diese Handys auch ohne Probleme. Aber es stehen eben nur vorher abgesicherte Rufnummern zum Wählen zur Verfügung. Ein Smartphone sollte es definitiv nicht sein.

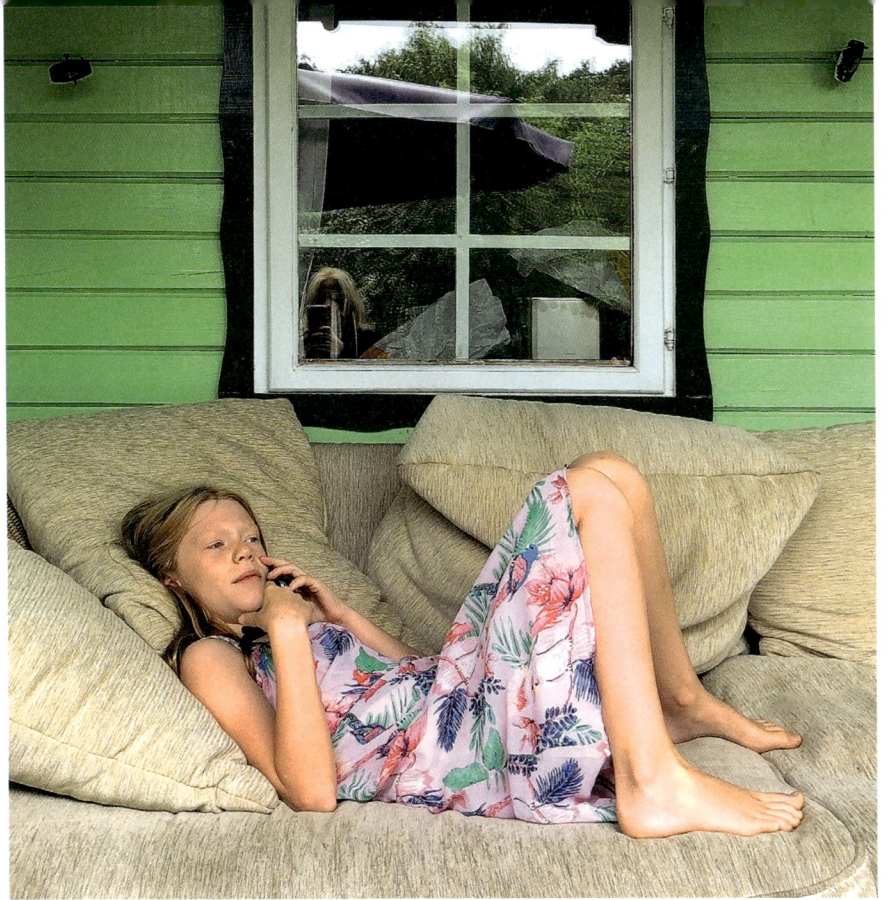

"

Ich habe sooo lange gebettelt, dass ich ein Handy möchte. Alle meine Freundinnen hatten schon eins. Mittlerweile haben wir zusammen ein Handy, damit wir Mama schreiben können, wenn sie weg ist. Unsere Regel ist: zehn Minuten am Tag dürfen wir schreiben – mit Oma, Freunden und wen wir noch so kennen. Aber ich habe Freundinnen, die dürfen viel mehr damit machen: Selfies machen und bei Instagram sein. Auch wenn es komisch klingt: Ich finde das eigentlich blöd, wenn Eltern das immer erlauben. Jeder starrt die ganze Zeit nur auf den Bildschirm.

DAS ERSTE HANDY

Das allererste Handy sollte ebenfalls keinen Internetzugang haben, denn Kinder müssen lernen, dass dieses Gerät in erster Linie zum Telefonieren da ist. Optimal: ein Prepaidtarif. Die monatliche Grundgebühr kann dem Kind ein Gespür für Geld vermitteln. Die dabei entstehenden Kosten kann Ihr Kind zum Teil selbst zahlen, dadurch schätzt es das Handy mehr und geht verantwortungsvoll damit um. Zudem sollten Sie die Nutzungsdauer eingrenzen: Zwölf-jährige dürfen 45 Minuten täglich das Handy nutzen. Bei Vierzehn-jährigen darf es auch mal eine Stunde sein. Dazu muss es aber noch andere Regeln geben: Beim Essen gehört das Handy aus der Reich-weite, und zwar aus oder lautlos. Wenn wir es für den Notfall für den Schulweg mitgeben, gilt das in der Schule natürlich auch.

JUGENDLICHE UND SMARTPHONE

Jugendliche müssen lernen, dass es nicht gleich das teuerste Smart-phone gibt. Das abgelegte Handy der Eltern reicht. Später, wenn sie ihr eigenes Geld verdienen, können sie das neueste Modell ja selbst kaufen. Mit einem älteren Modell halten sich die Anschaffungskos-ten im Rahmen, und Handydiebe werden erst gar nicht angelockt. Und noch ein weiterer positiver Nebeneffekt: Das Surfen auf den alten Geräten macht weniger Spaß, die Nutzungszeiten halten sich dadurch automatisch eher in Grenzen. Yay!

WELCHE SPIELE SIND ERLAUBT?

Erste Regel: Gerade bei den ersten Schritten in der Medienwelt sind wir Eltern gefragt, auf geeignete Inhalte zu achten. Spielen Sie immer erst mal gemeinsam mit Ihrem Kind. Lassen Sie sich die Spiele erklären, die es gerne nutzt, sprechen Sie darüber, was im Spiel passiert. So finden Sie ganz leicht heraus, welche Games für Ihren Nachwuchs geeignet sind und welche nicht. Kleinkindern fällt es noch sehr schwer, zwischen Realität und Vorstellung zu trennen. Kinder im Kindergartenalter lernen erst noch, Symbolsysteme zu entschlüsseln und zu verstehen. Daher ist es wichtig, dass wir unsere Kinder bei den ersten Erfahrungen im Umgang mit Medien begleiten und mit ihnen über das Erlebte sprechen. Nur so erfahren Eltern, welche Inhalte das Kind überfordern.

WIE GEHEN WIR MIT SOCIAL MEDIA UM?

Instagram, Snapchat und der Klassiker Facebook gehören ab dem Gymnasium mittlerweile zum Alltag unserer Kinder. Es wird über den Tag gepostet, Fotos werden geteilt, und natürlich wird mit Freunden geschrieben. Vielleicht gehören Sie auch zu den Eltern, die nicht immer verstehen, was die Kinder da im Netz machen. Manchen macht das Angst, denn es ist wirklich schwierig, seinem Kind im Dschungel der Social-Media-Kanäle eine Hilfe zu sein. Daher empfehle ich, auch wenn es zeitaufwendig ist: Bauen Sie sich selbst eine entsprechende sogenannte Medienkompetenz auf! Dadurch können auch Sie die Vor- und Nachteile verstehen. Melden Sie sich doch mal in einem Netzwerk zu einem eigenen Interessengebiet an, und schauen Sie rein. Erstellen Sie ein Profil, erkunden Sie die Privatsphäre-Einstellungen, und klicken Sie sich durch alle Bereiche der Plattform.

CYBERMOBBING – SO VERMEIDEN WIR ES!

Mobbing findet schon lange nicht mehr nur auf dem Pausenhof statt. Heute können Kinder und Jugendliche andere leider auch ganz hervorragend über elektronische Medien beleidigen, bloßstellen und bedrohen. Vorteil ist die größere Anonymität. Der Name des neuen Phänomens: Cybermobbing. Über soziale Netzwerke, Websites, Videoportale oder per Handynachricht – es gibt viele Möglichkeiten, um peinliche Fotos zu verbreiten, über Mitschüler zu lästern oder jemanden aus einer Gruppe, beispielsweise WhatsApp, auszuschließen. Eine Analyse der TU Berlin hat gezeigt, dass Online- und Offlineverhalten eng miteinander verbunden sind. Demnach sind die sozialen Erfahrungen im Schulalltag und die Aktivitäten im Netz häufig nicht voneinander trennbar – häufig gehen sie Hand in Hand. Wenn die ganze Klasse über ein Video lacht, das einen Mitschüler in einer peinlichen Situation zeigt, ergänzen sich Cyber- und Schulhofmobbing wechselseitig!

WORAN MERKEN SIE, DASS IHR KIND BETROFFEN IST?

Kinder, die Opfer vom Cybermobbing werden, reagieren sehr unterschiedlich. Einige sind eingeschüchtert und ziehen sich zurück, um bloß keine Angriffsfläche mehr zu bieten. Andere leiden unter Schlafstörungen, Kopfschmerzen; ehemals gute Esser haben keinen Hunger mehr oder zeigen andere körperliche Beschwerden. Die schulischen Leistungen fallen häufig ebenfalls unter Cybermobbing ab. Die Konzentrationsfähigkeit lässt nach, und die Betroffenen verändern plötzlich ihre Interessen. Der Klick ins Internet wird für Mobbingopfer zum Qual. Betritt ein Freund oder ein Verwandter den Raum, wird das internetfähige Gerät sofort weggelegt. Und nach einem Blick ins Netz wirkt das Kind auffällig verstört.

WAS KÖNNEN WIR ALS ELTERN TUN?

Konflikte zwischen Jugendlichen sind natürlich völlig normal, aber wir müssen aufhorchen, wenn wir merken, dass Beleidigungen oder abwertende Kommentare im Raum stehen. Denn eins ist klar: Bei Cybermobbing handelt es sich um ernst zu nehmende Attacken, die seelische Verletzungen bei Kindern verursachen können und aus gutem Grund strafbar sind. Deshalb ist es wichtig, dass wir generell viel mit unseren Kindern sprechen und sie ermutigen, zu uns zu kommen, wenn es Probleme gibt – denn dann können wir diese beseitigen, und es entsteht kein nachhaltiger Schaden. Häufig ist es ihnen aber unangenehm, dass sie ausgegrenzt werden – und sie behalten diese Dinge für sich. Das ist fatal. Ich habe eine Freundin, deren bezaubernde und aufgeschlossene Tochter Emma gemobbt wurde. Von einem auf den nächsten Tag sagte eine aus dem Freundeskreis in ihrer Klasse, Emma würde ihnen immer »hinterherlaufen« und nerven. Das zog Kreise: Auf einmal fanden alle die Tochter meiner Freundin doof, und sie war fortan außen vor. Alle redeten über sie – aber nicht mehr mit ihr. Keine Geburtstagseinladungen, keine Verabredungen. Verstörend! Aber wenn wir ins Vertrauen gezogen werden, können wir den Teufelskreis auflösen und zeigen, dass es nicht am gemobbten Kind liegt – sondern am Mobber. Denn diese sind häufig mit sich selbst unzufrieden und agieren aus dieser Unzulänglichkeit heraus.

Wie Sie dabei am besten vorgehen? Sammeln Sie zusammen mit Ihrem Kind Beweise. Dafür müssen Sie nur Screenshots machen und sich alle verfügbaren personenbezogenen Informationen des Nutzers wie Name oder den sogenannten Nickname notieren. Zudem sollten Sie Links zu den Täterprofilen sammeln. Sind die Beteiligten bekannt, können Sie sie zunächst auffordern, dass unangemessene Verhalten zu unterlassen. Tatsächlich ist in manchen Fällen den Tätern das Problem gar nicht bewusst. Löschen sie die Inhalte trotz der Aufforderung nicht, können Eltern den Betreiber der

Plattform auffordern, es zu tun. Den Kontakt finden Sie über das Impressum oder unter den Nutzungsbedingungen. Bei einigen Plattformen ist es auch schon möglich, Mobbing mit nur einem Mausklick zu melden. Bei weiteren Verstößen können Sie rechtliche Schritte einleiten und den vermeintlichen Täter bei der Polizei anzeigen. Wichtig: Informieren Sie Ihr Kind über jeden geplanten Schritt, und besprechen Sie alles.

TIPP Seien Sie nictht zu streng mit den »neuen Medien«. Sie gehören heute zum Alltag dazu.
Devise: Vorteile nutzen und dabei wachsam sein! ☺

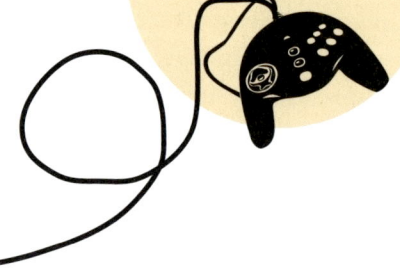

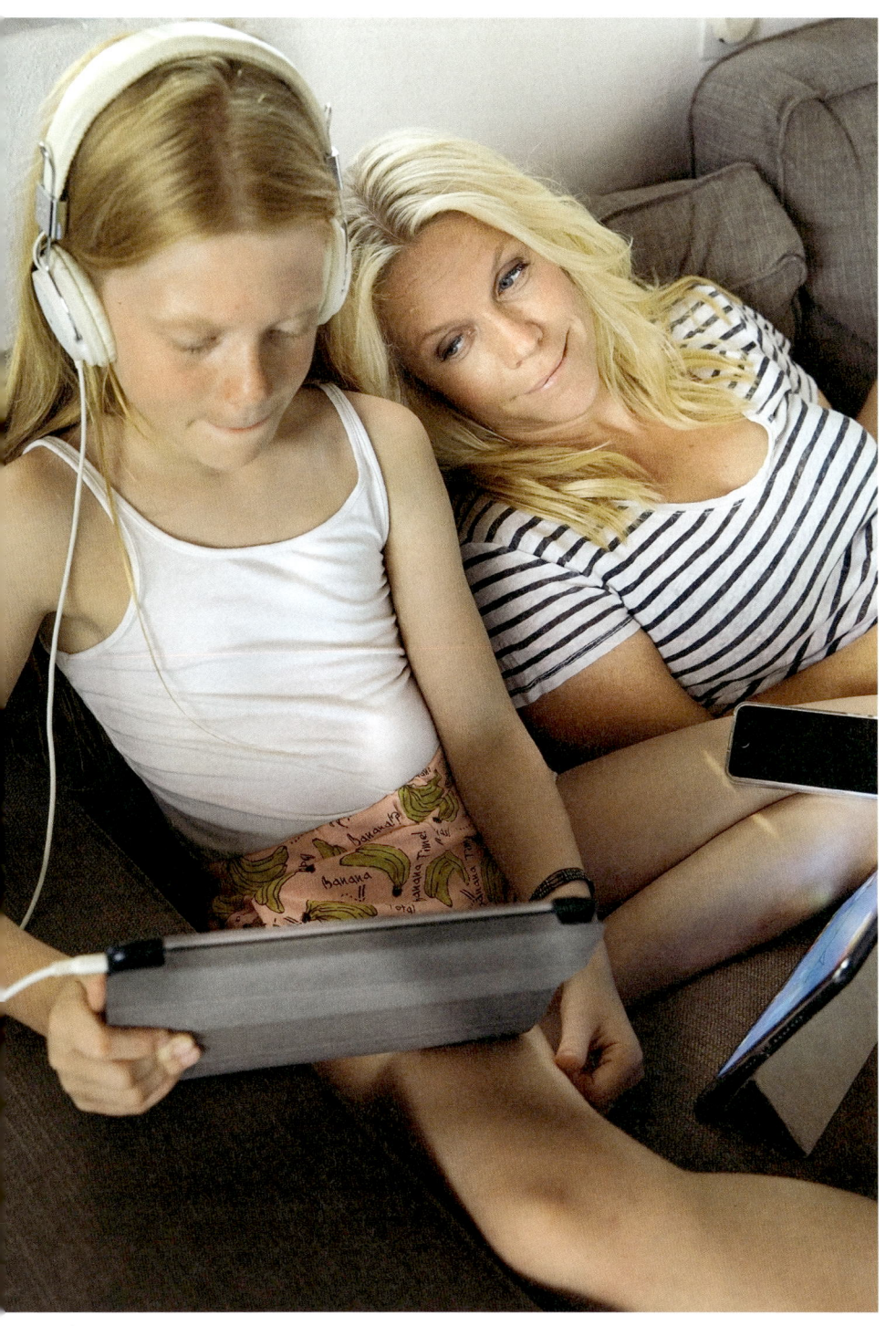

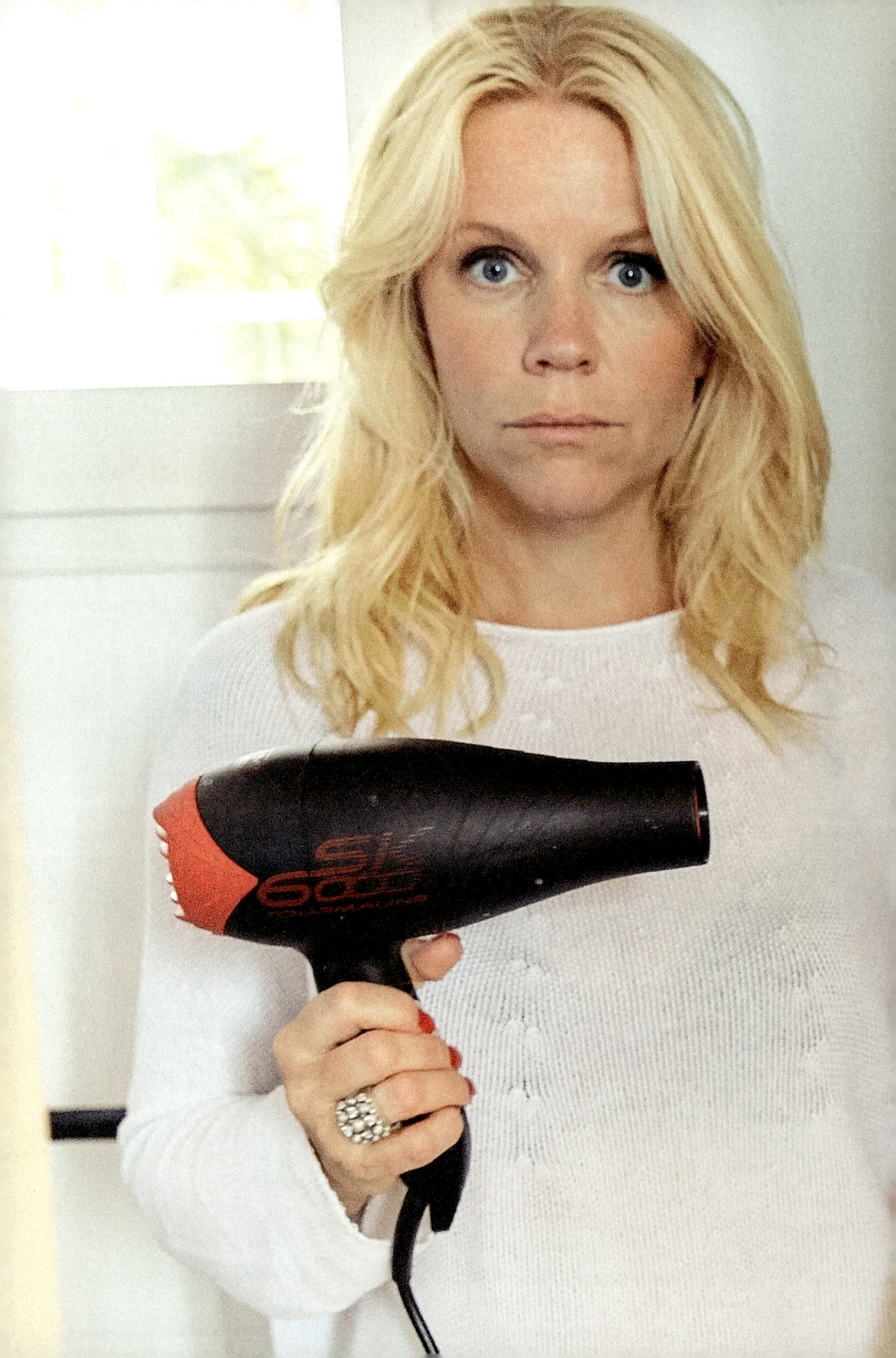

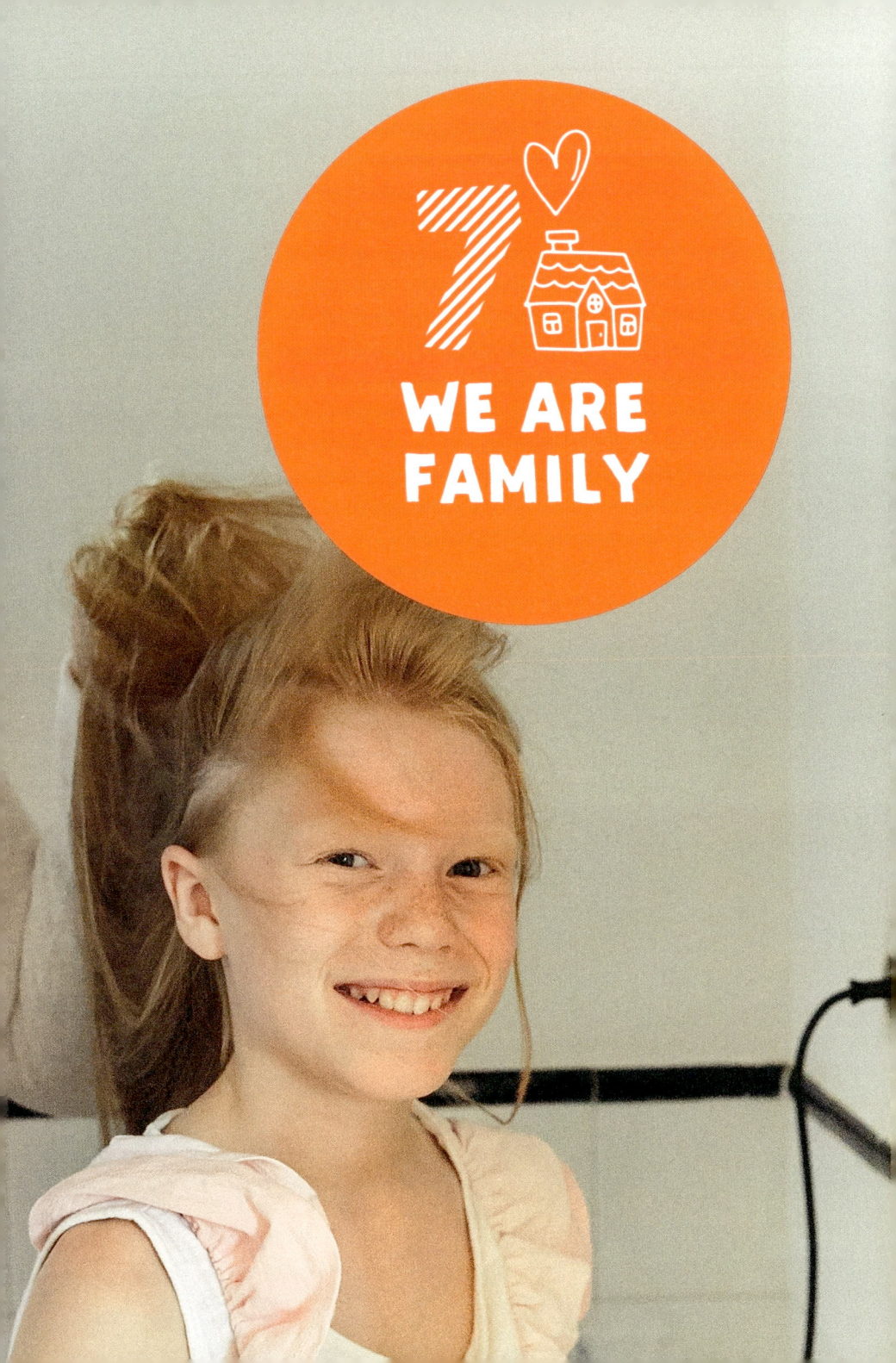

7

WE ARE
FAMILY

FAMILIE SUCHT MAN SICH NICHT AUS – ODER DOCH?

Aber fangen wir von vorne an. Familie zu haben, das stellen wir uns oft sehr romantisch vor, wenn wir jung und kinderlos sind. Wir treffen den Traummann oder die Traumfrau, aus dieser großen Liebe entstehen Kinder, wir sehen uns im Babygeschäft beim Kinderwagenkauf, wir sehen uns ein Haus bauen, eine Bullerbü-Kindheit für den Nachwuchs errichten, und, und, und.

In Wahrheit, so sagt mein Freund Heino immer, sind die ersten Jahre die Hölle. So ähnlich wie der Vietnamkrieg. Es geht eigentlich nur ums Überleben. Heino hat es so beschrieben: »Maren stand kurz vor der Einweisung. Musste pro Nacht vier Mal raus, weil das Baby geschrien hat, bei fünf Stunden Schlaf wohlgemerkt. Es wackelt an allen Säulen. In der Beziehung, beim Sex, im Job, im Haushalt. Die Nerven liegen blank. Und dann kommen sie: die ersten Vorwürfe. Du kommst nach Hause, deine Frau war den ganzen Tag mit einem achtmonatigen Kind zusammen – und sieht aus wie nach einem Kampf mit Hulk Hogan. Versteht man als Mann nicht. Bis man so einen Tag selbst zum ersten Mal erlebt hat.«

Ganz unrecht hat er mit dieser Beschreibung nicht. Und ganz ehrlich: Ein Kind geht ja noch! Lassen Sie es mal zwei oder drei werden – da ist was los! Aber wie meine Freundin immer sagt: »Man bekommt ja so viel zurück!« Ich liebe diesen Satz.

Der alte Spruch gibt die Realität ganz gut wieder: »Ein Kind ist kein Kind – und zwei Kinder sind wie drei Kinder.« Isso! Allerdings beschäftigen sich zwei Kinder miteinander. Einzelkinder brauchen Freunde in der Umgebung, was wiederum mehr Planung bedeutet.

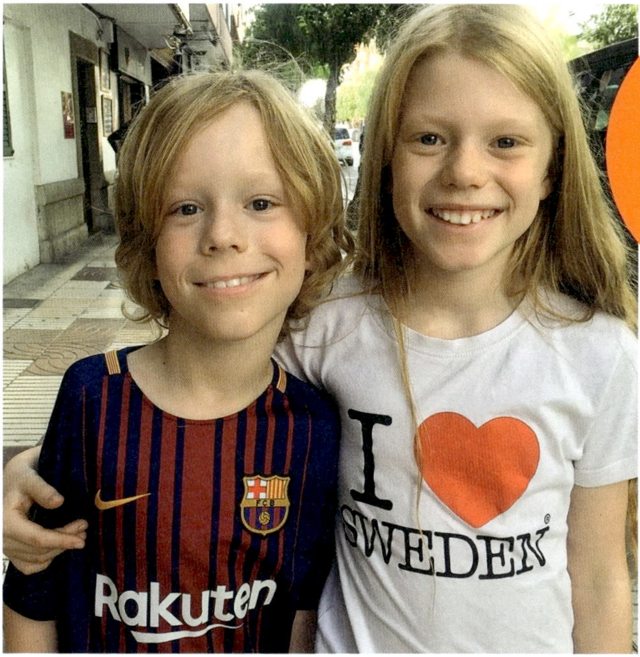

GENIESST JEDE SEKUNDE!

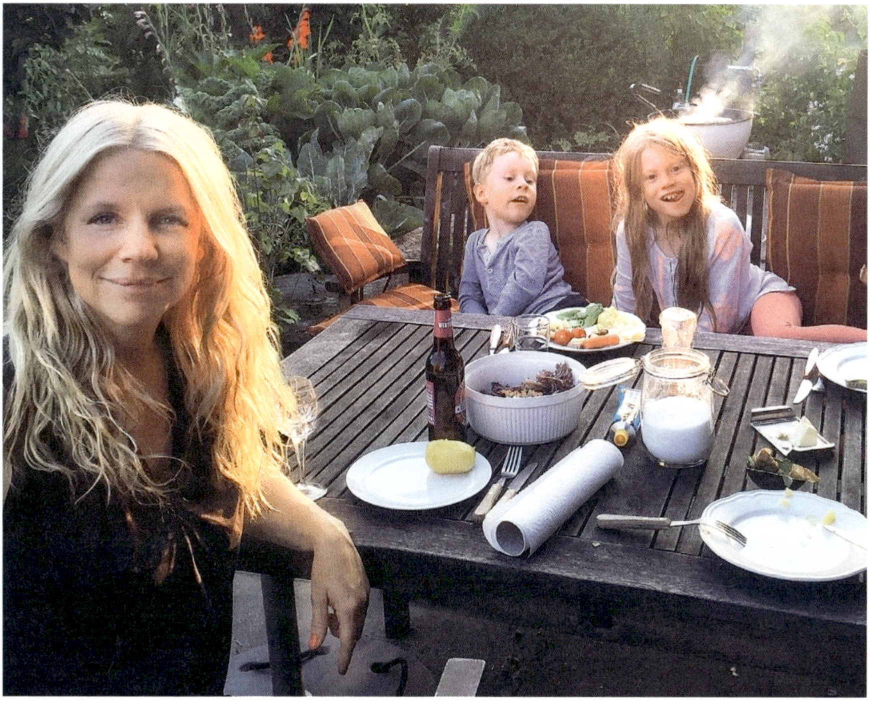

Ein altes afrikanisches Sprichwort besagt: »Es braucht ein afrikanisches Dorf, um ein Kind großzuziehen.« Heißt übertragen: Je mehr Familie, Verwandte und Bekannte es gibt, desto besser. In unserem Fall ersetzt ein Aupair dieses Dorf, weil meine Familie leider in Schweden lebt. Man sollte also gut vernetzt sein. Denn woher sollen junge Eltern wissen, wie es geht? Früher haben unsere Großeltern uns alles gezeigt. Dieses Wissen kann die alte Tante Google nicht ersetzen – und in Internetforen machen Mütter (und Väter) sich nur gegenseitig verrückt.

Mütter denken häufig allerdings, dass sie sehr wohl wissen, wie es geht. Heino: »Um den Mann wiederum anzuschnauzen, wenn er was ›falsch‹ macht. Und sich dann zu beschweren, dass er ›nicht genug‹ macht. ›So ist es zu kalt, setz Paule doch mal eine Mütze auf.‹ Beim nächsten Mal erinnert man sich an die barschen Mützenworte und setzt dem Nachwuchs gleich eine auf, da heißt es dann: ›O Gott, Heino, das Kind erstickt doch!‹«

Ganz klar, Temperatur ist Empfindungssache – Eltern fühlen das einfach unterschiedlich. Aber jeder Spaziergang war Stop-and-go für Heino: Drei Meter, dann Mütze wieder aus. Sein wie ich finde unterhaltsames Fazit war: »Das Ziel, wenn du als Mann mit dem Kind rausgehst, ist lediglich: lebend zurückkommen! Alles andere ist Benefit. Wenn zum Beispiel die Handschuhe wieder mit zurückgekommen sind, du das richtige Kind mitgenommen hast, es nicht verhungert ist.«

Was durch das Kind auch anders wird: Die Streicheleinheiten bekommt fortan ausschließlich (Ausnahmen bestätigen die Regel) das Kind. Von heute auf morgen. Vorher war die Traumfrau zärtlich wie nichts Gutes, auf einmal bekommt der Gatte nichts mehr ab. Sex schon gar nicht. Aber immerhin: Tatsächlich sind Streicheleinheiten für Kinder wahnsinnig wichtig.

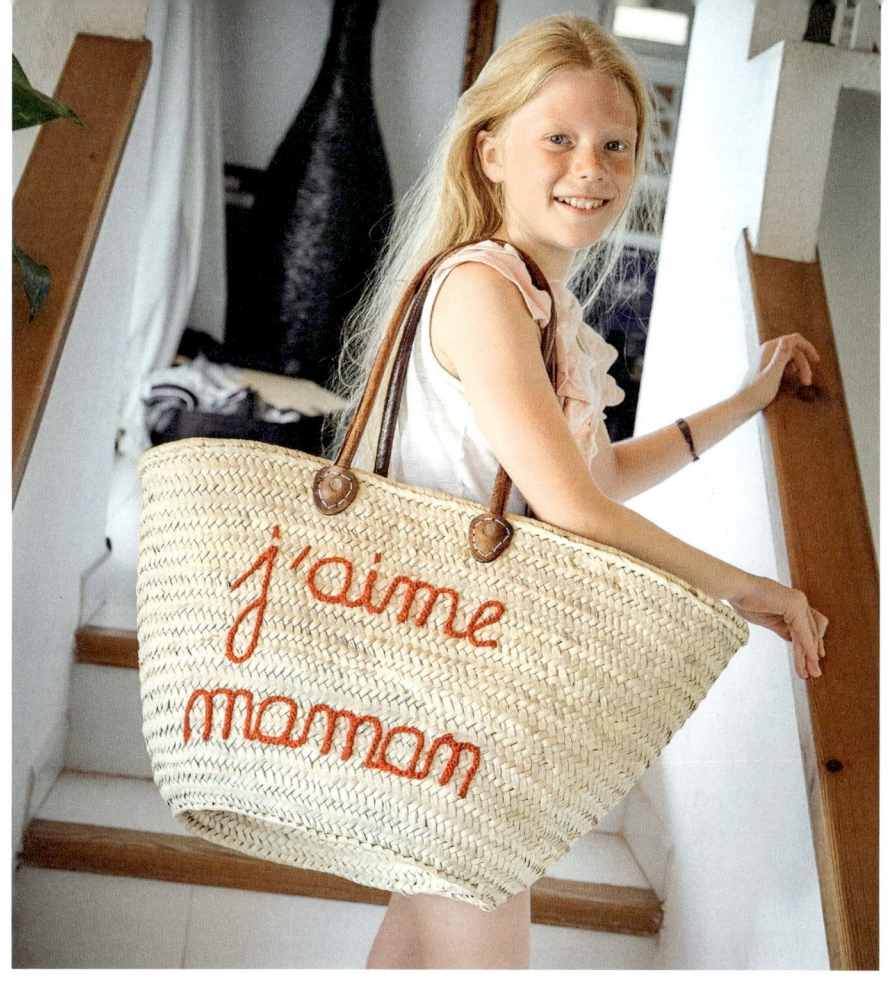

,,

Ich liebe meine Familie. Sie ist immer für mich da und unterstützt mich, egal ob Mama da ist oder gerade zum Arbeiten weg ist. Ich kann sie dann immer anrufen, und wenn sie zurückkommt, freu ich mich SO sehr. Meine Brüder nerven oft, aber wir vertragen uns schnell wieder. Ich liebe Familienzeiten und in der Nähe meiner Familie zu sein. Sie ist für mich das Wichtigste auf der Welt, also nach Süßigkeiten, versteht sich (Scherz!).

WARUM WIR UNSERE KINDER SO OFT WIE MÖGLICH ANFASSEN SOLLTEN

Babys und Kleinkinder lieben Streichcleinheiten und bekommen davon nie genug. Eltern wissen das – und knuddeln, kraulen und kitzeln instinktiv. Fehlt diese Art der Zuwendung, dann entwickeln sie sich nicht normal. Die Haut ist das größte Sinnesorgan des Menschen, und Studien haben ergeben, dass diese »Mutter aller Sinne« schon bei ungeborenen Kindern entwickelt ist. Auf der Haut registrieren unzählige Testkörperchen jede Berührung und leiten sie ans Gehirn weiter. Damit geben Sie Ihrem Kind viel Geborgenheit, und es bekommt das Signal: Da ist jemand für mich da. Neben der Versorgung mit Nahrung wächst ein Kind nur dann gesund auf, wenn es häufig gestreichelt und in den Arm genommen wird.

Eine entwicklungspsychologische Studie konnte die positive Wirkung von Berührung bei Kindern nachweisen, die auffällig häufig trotzig waren. Der Hintergrund: Menschen fassen sich selbst an, weil sie sich spüren müssen, um sicher zu sein, dass sie da sind. Erwachsene tun das unbewusst selbst, indem sie sich durchs Haar fahren, die Beine übereinanderschlagen oder eine Hand auf den anderen Arm legen. Manche Kinder können das nicht – und benötigen daher den Hautkontakt mit den Eltern, sonst werden sie unruhig und kompensieren den Mangel durch trotziges Verhalten. **Sollten Sie also ein Kind haben, bei dem das der Fall sein könnte, probieren Sie einfach mal, ohne darüber zu reden, es mehr anzufassen – und zwar bevor der nächste Wutanfall kommt. Zum Beispiel auf dem Nachhauseweg von der Schule. Übers Haar streichen, den Arm kraulen, in den Arm nehmen … Auch in den Trotzphasen. Sie werden sehen, wie die Anfälle immer weniger werden.**

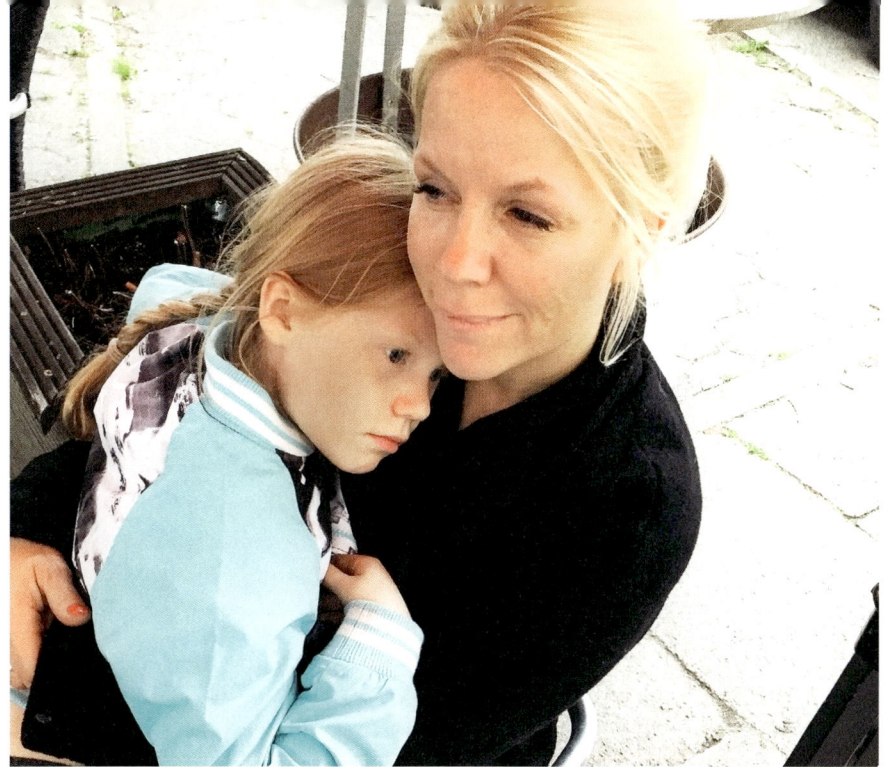

TRÖSTEN, TRÖSTEN, TRÖSTEN!

Nicht weniger wichtig ist das Trostspenden nach Stürzen, Bienenstichen, Enttäuschungen oder was auch immer die Kinderseele plagt. Das Nervensystem des Kindes ist bei der Geburt nur teilweise entwickelt und reift erst nach und nach aus. Das bedeutet: Erwachsene müssen das Kind unterstützen und ihm helfen, wenn Angst, Wut und Stress sein Nervensystem durcheinanderbringen.

Auch wenn das Kind aus Trotz weint, gilt es, genau hinzuhören und sich in die Lage des Kindes zu versetzen. Klar, wenn es reine Bockigkeit ist, müssen wir hart bleiben. Aber manchmal fühlen sich Kinder einfach nur ungerecht behandelt – und dann müssen wir ihnen aus der Situation heraushelfen. Sonst kratzt das am Selbstbewusstsein des Kindes.

TRÖSTEN – DOS & DON'TS

Viele wissenschaftliche Untersuchungen belegen eindeutig: Kinder brauchen die Hilfe und Unterstützung von Erwachsenen, um mit Ärger, Wut und Frust fertigzuwerden. Es ist manchmal allerdings nicht einfach, verständnisvoll (und konsequent) zu reagieren, wenn Kinder wegen vermeintlicher Lappalien ausrasten. Und man glaubt es kaum, aber selbst beim Trösten können wir Dinge »falsch« machen. Hier ein paar Tipps und Tricks.

1. Ich sehe immer wieder, sogar in Kitas und Krankenhäusern, dass Kinder mit Süßigkeiten und Keksen getröstet werden. Bitte nicht! Beruhigen Sie Kinder niemals mit Nahrungsmitteln – denn dann speichert das Kinderhirn beides gemeinsam ab – und wird sich als Erwachsener durch »Trostessen« selbst beruhigen, wenn es in unschöne Situationen gerät und keine Eltern mehr zum Trösten in der Nähe sind.

2. Nehmen Sie Trauer und Ängste von Kindern ernst. Nichts ist schlimmer, als wenn Eltern oder ErzieherInnen den Frust von Kindern verharmlosen oder bagatellisieren: »Ach, ist ja nicht so schlimm. Da braucht man doch nicht zu weinen. So etwas vergeht gleich wieder. Bei so einem Pipifax hat noch keiner geweint.«

3. Genauso falsch ist es aber auch, wenn die missliche Lage des Kindes hochstilisiert und übertrieben wird: »O Gott, wie das blutet! Hilfe, was machen wir denn jetzt?«

4. Wenn Jammern, Weinen oder Beleidigtsein von Kindern sachgerecht und einfühlsam angesprochen werden, beruhigen sich Kinder häufig. Besonders das Ansprechen der Gefühle lässt Schmerz und Leid kleiner werden, weil die verstandesmäßige Erfassung die Kontrolle auf den Plan ruft.

5. Ein Klassiker mit großer Wirkung: Bestimmt kennt jeder diesen einfachen Trick, und den Schmerz wegzupusten, das hilft wirklich! Aber Achtung, was viele nicht bedenken: Pusten Sie nicht direkt in eine offene Wunde! Ansonsten könnten Speicheltröpfchen Keime in die Wunde befördern. Für den Fall, dass der einfache Puste-Trick die Tränen ihres Kindes nicht vertreiben kann, versuchen Sie es mit einem offenen Fenster. Durch das geöffnete Fenster können Sie zusammen mit Ihrem Kind den Schmerz hinauspusten, und schon sollte er vergessen sein.

6. Ein weiterer Trick, der zu den Klassikern beim Trösten gehört, aber den wir häufig vergessen: Singen. Dafür müssen Sie kein Gesangstalent sein – Hauptsache, Ihr Kind kann sich in Ihre Arme kuscheln und den Text mitsingen.

7. Bei Verletzungen hilft auch das gute alte Coolpack, erhältlich auch in bunt, mit Mustern oder mit den Lieblingshelden. Immer eins griffbereit im Kühlschrank liegen haben – hilft auch als Placebo.

8. Und mein Hit: Zaubersalbe! Kinder haben eine Menge Fantasie, und die sollten wir nutzen. Dafür brauchen Sie nur eine Heilsalbe, die Sie vorsichtig auf die Wunde schmieren. Danach folgt ein schickes Pflaster mit dem Lieblingshelden des Kindes – und schon sind die Tränen verschwunden.

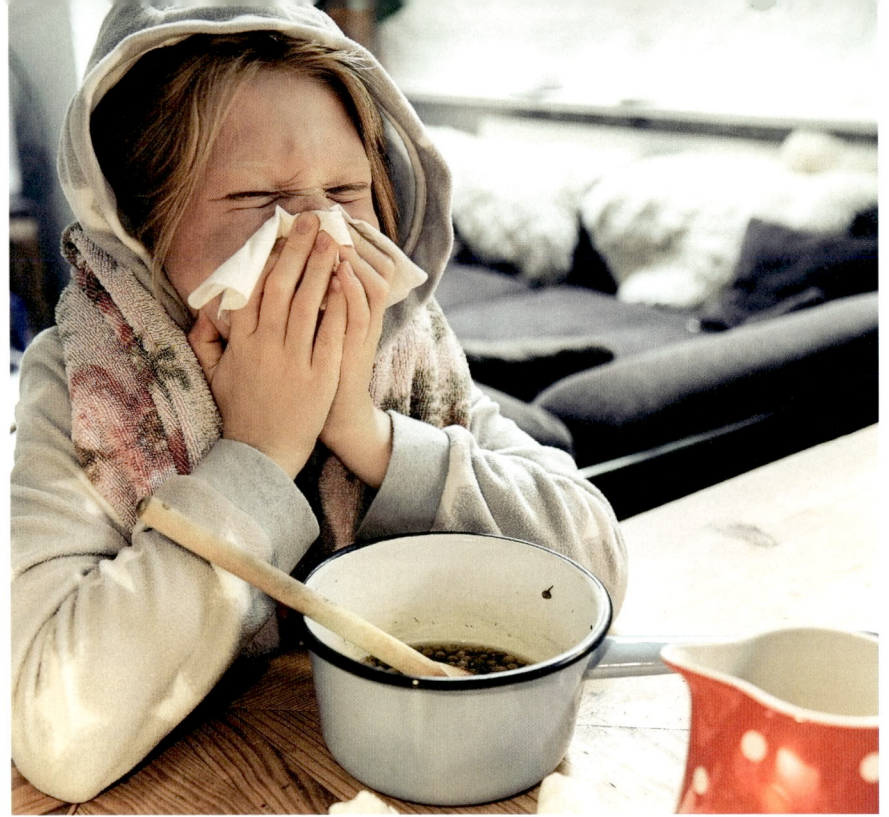

"

Wenn ich krank bin, dann bringen viele Sache trotzdem Spaß:
Zum Beispiel, dass ich nicht zur Schule gehen muss. Was ich auch
noch mag, ist die Suppe von Papa, die er dann immer macht, wenn
es mir nicht gut geht. Aber das Beste ist, dass ich mich auf dem
Sofa in einer Decke einwickeln kann und Filme gucken darf – das
liebe ich. Das Schlimmste sind allerdings die Halsschmerzen und
die Ohrenschmerzen. Ich denke dann immer, dass das nie wieder
weggeht, was schlimm wäre, weil man nicht reden kann und ich
so gerne spreche. Und ich bin dann so froh, dass Mama oder
Papa bei mir zu Hause sind.

DAS WICHTIGSTE GESCHENK AN IHRE KINDER: ZEIT

Dadurch, dass ich nicht durchgehend bzw. festangestellt arbeite, habe ich nachmittags immer viel Zeit für die Kinder gehabt, statt um 18 Uhr von der Arbeit zur Spät-Kita zu eilen – und dafür bin ich sehr dankbar. Wenn es nicht gegangen wäre, hätte ich lieber teilweise aufs Arbeiten und auf Annehmlichkeiten verzichtet. Der sogenannte »Speckgürtel der Liebe« (ein Begriff von meiner Freundin Jantra), den Kinder mitbekommen, wenn man Zeit für sie hat, macht sie stark fürs Leben. Jede Minute in unsere Kinder investierte Quality time lohnt sich – das muss immer ganz oben auf unserer Prioritätenliste stehen.

DIE DROHNE IST DER NEUE HELIKOPTER

Der Speckgürtel darf allerdings nicht mit »Überbemutterung« verwechselt werden. Die ist ja gerade wieder sehr in. Helikoptereltern waren gestern, es folgt die Generation der Drohneneltern. Hat das Kind früher beim Fußballspielen einfach mal schlecht gespielt, wenn die Mannschaft verlor, ist heute auf jeden Fall und *immer* der Trainer schuld. Und das lässt sich dann per Luftbildfilm nachweisen.

Generell sind die Sorgen um den Nachwuchs groß.

Ganz ehrlich? Ich empfehle ein paar Schritte zurück – zu den Wurzeln. Vertrauen Sie auf Ihren Instinkt. Ein Beispiel: Als June in die zweite Klasse ging, bekamen wir einen Brief der Grundschule, dass die Kinder jetzt alleine zur Schule gehen sollten – um selbstständig zu werden. Auf unserem Schulweg liegt aber eine vierspurige Straße, die es zu überqueren gilt. Und verträumt, wie June lange war, wusste ich instinktiv, dass sie noch nicht so weit ist. Also habe ich sie noch begleitet – und habe die herablassenden Blicke der Mütter und pieksigen Kommentare mancher Freunde stoisch hingenommen. Irgendwann wusste ich, dass es jetzt geht, dass sie auf den Radweg achtet und trotz grüner Ampel lieber noch mal nach rechts und links schaut, bevor sie über die große Straße geht. Von dem Moment an habe ich sie allein gehen lassen.

TIPP Hören Sie auf Ihren Bauch! Sie kennen Ihr Kind am besten und wissen, wann Sie es allein auf dem Campingplatz rumlaufen, im Restaurant auf die Toilette lassen und zum Gemüsemann an der Ecke schicken können. Lassen Sie sich nichts anderes einreden!

"

Ich habe meiner Mutter manchmal Bilder gemalt und draufgeschrieben: Du bist toll! Oder: Ich liebe Dich. Als ich einmal richtig sauer auf sie war, bin ich zum Kühlschrank gegangen, wo eins dieser Bilder hing, und habe unter das »Du bist toll!« geschrieben: »Aber nur manchmal!« Es ist halt so: Wenn man wütend ist auf jemanden, sagt man manchmal Dinge, die man gar nicht so meint. Das ist blöd, aber manchmal kann man nicht anders.

SIND TIERE DIE BESSEREN VERWANDTEN?

Das muss man sich mal vorstellen: Nicht die Geschwister, sondern Haustiere sind die besten Freunde unserer Kinder. Kinder schöpfen mehr Zufriedenheit aus ihrer Beziehung zu einem Haustier als aus ihrer Beziehung zu Geschwistern, so das Ergebnis einer Studie aus Cambridge im vergangenen Jahr. Und sie verstehen sich mit Tieren auch besser – was in Anbetracht der Tatsache, dass Tiere nicht widersprechen können, vielleicht kein Wunder ist. Im Gegenteil, sie sind immer auf unserer Seite, egal was wir getan haben. Und natürlich sind sie auch viel flauschiger und wärmer als so ein doofer Bruder.

Schon einige frühere Studien haben das Ausmaß der positiven Auswirkungen von Hund, Katze und Maus auf Heranwachsende gezeigt. Kinder mit Haustier zeigen ein besseres Sozialverhalten. Sie sind weniger häufig aggressiv, viel ausgeglichener und können sich besser konzentrieren. Ein Tier ist Freund, Freizeitpartner und Vertrauter. Es hört geduldig zu, fragt nicht und verrät nichts. Das Streicheln eines Tieres hat sogar auf Erwachsene eine blutdrucksenkende und beruhigende Wirkung. Und: Das Kind lernt spielerisch den Umgang mit dem Partner Tier, übernimmt früh schon anteilig Verantwortung für ein Lebewesen, wenn es in einer Familie zusammen mit Tieren aufwächst. Ich hatte mit meiner Familie Glück: Beide Elternteile sind total hundeverrückt, ich durfte durchgehend mit Hunden aufwachsen. Und da wir oft umgezogen sind, waren die Hunde eine gute Konstante.

So bin ich mit Tieren aufgewachsen, und es war eine logische Konsequenz, dass wir auch jetzt Tiere haben. Ich sehe jeden Tag, wie sehr meine Kinder sich darüber freuen. Aber gut, das ist natürlich nicht jedem möglich. Ich erlebe immer wieder, dass Freunde meiner Kinder, die bei uns zu Besuch sind, mit traurigen Augen vor unserem Hund sitzen und sagen: »Ich hätte auch so gerne ein Haustier – aber Mama und Papa sagen, wir haben dafür keine Zeit.« Nehmen Sie sich die Zeit – es lohnt sich! ☺

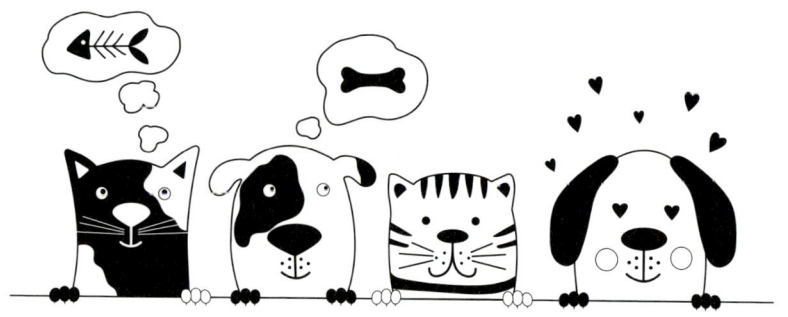

,,

Es macht mich glücklich, meine Katze im Arm zu halten und mit ihr zu kuscheln. Wenn ich ein Haustier bei mir habe, vergeht die Zeit wie im Flug, und es ist viel entspannter. Wenn ich allein auf dem Sofa liege, ist es langweilig (außer beim Fernsehen), aber mit der Katze fühlt sich alles sehr ruhig an. Und der Herzschlag der schlafenden Katze ist sehr, sehr entspannend.

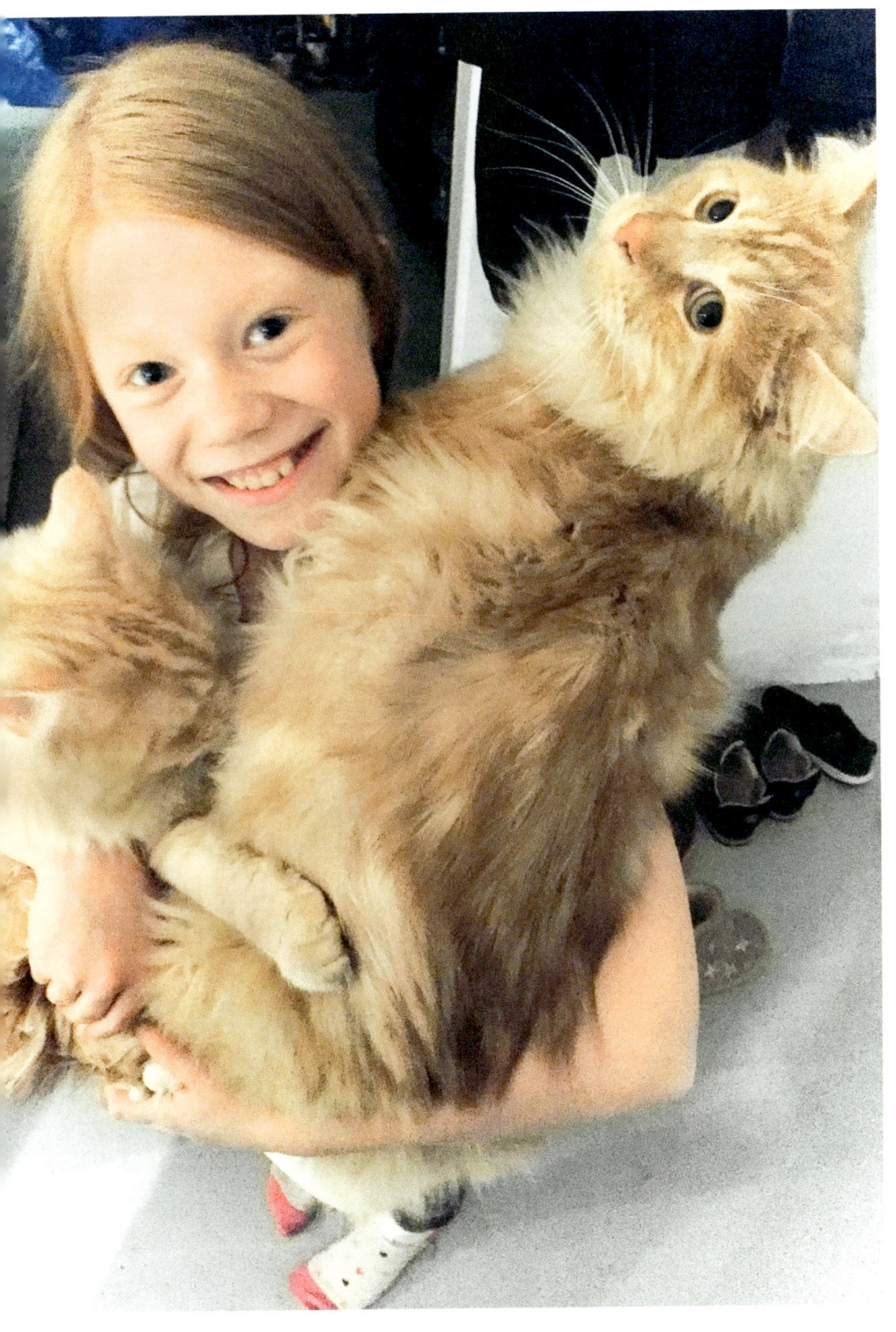

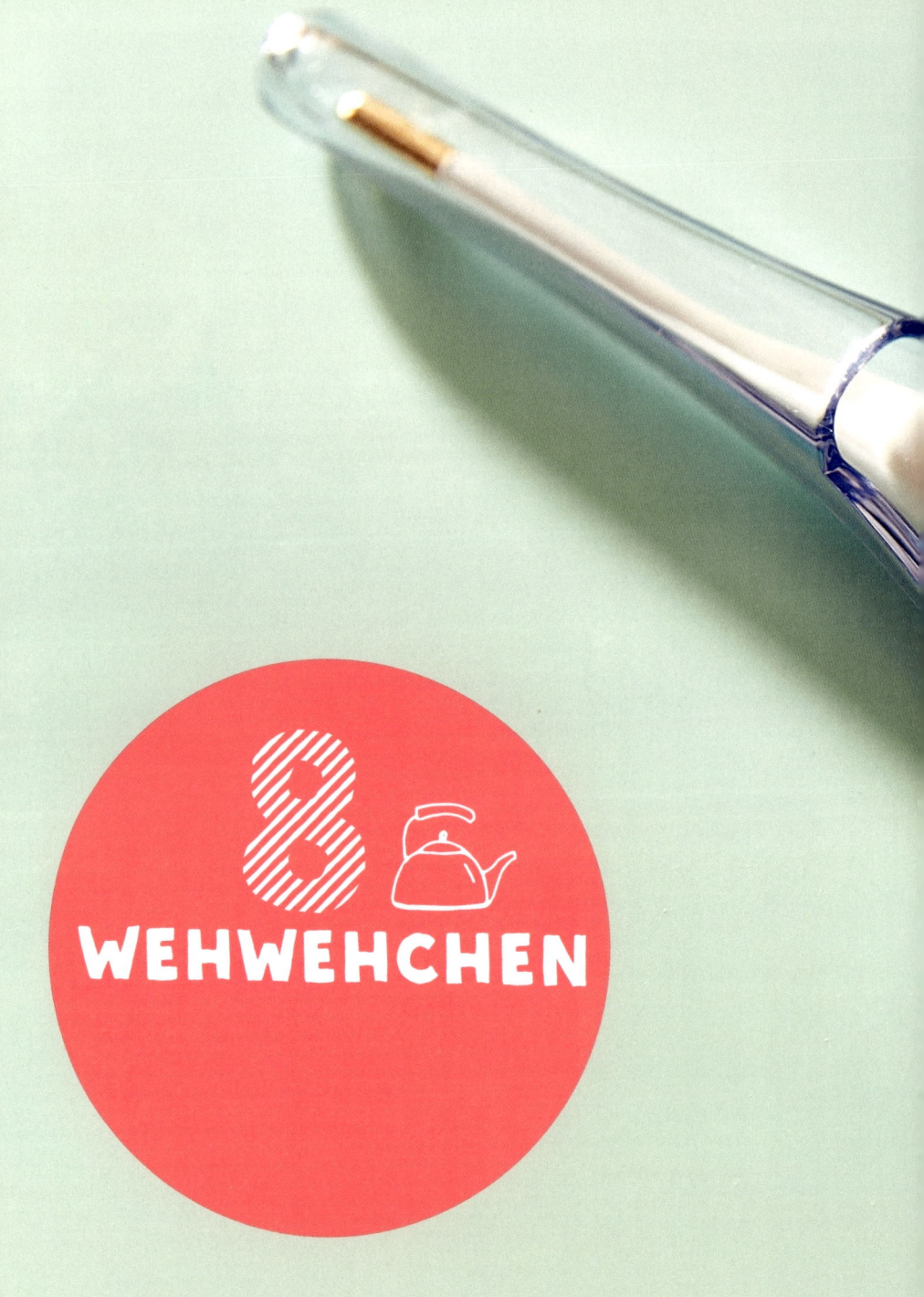

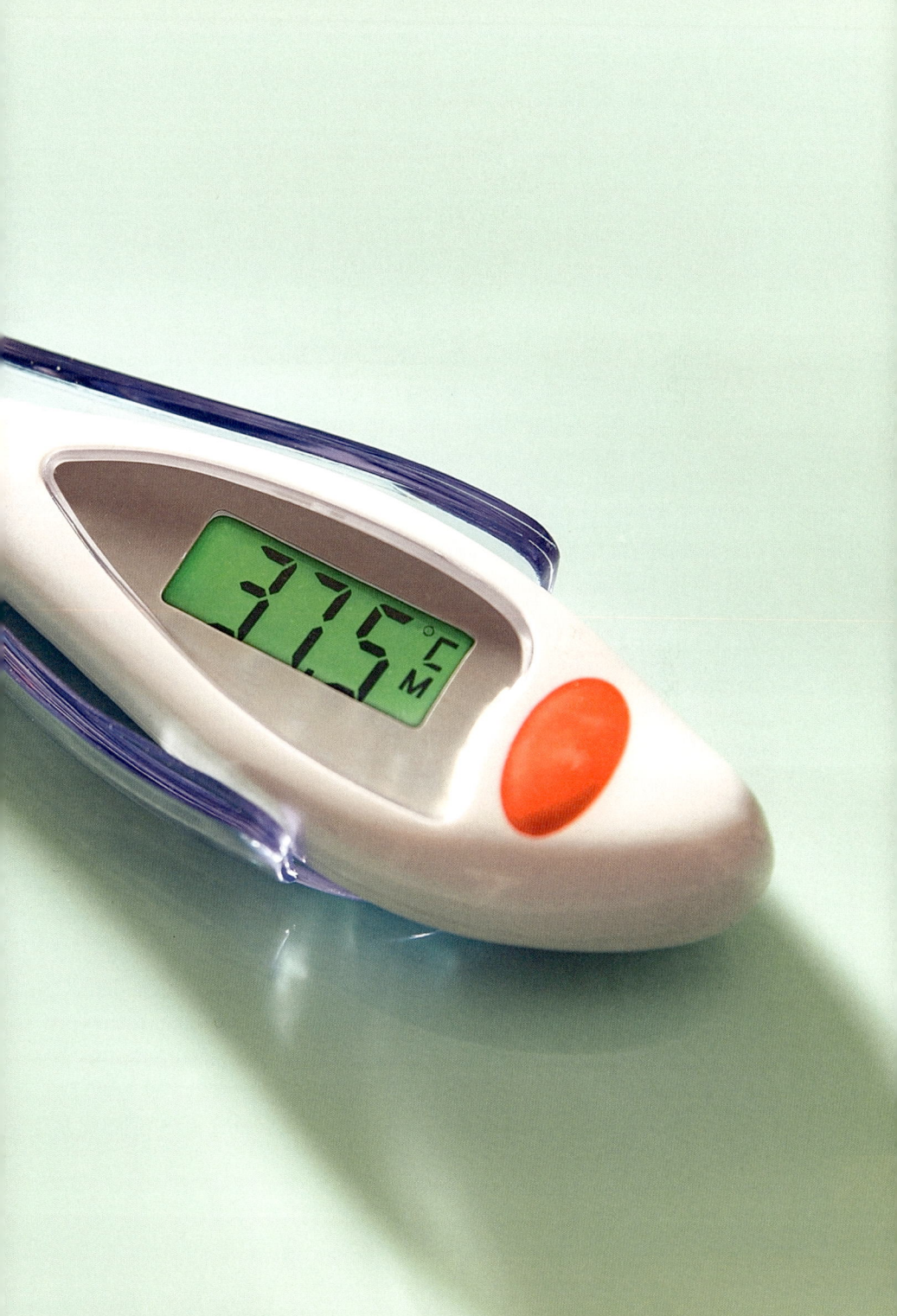

KLEINE UND GROSSE ALLTAGSWEHWEHCHEN

WAS TUN, WENN DIE KINDER KRANK SIND?

Was alles so passieren kann, wenn man Kinder hat, geht ja auf keine Kuhhaut. Besser gesagt Kinderhaut. Nicht in meinen schlimmsten Albträumen hätte ich mir vorstellen können, aus was für Gründen man so seine Wochenenden in der Kinderklinik statt gemütlich zu Hause verbringen kann.

Gut, manchmal sind wir tatsächlich selbst schuld. So wie an diesem sommerlichen Junimorgen in unserem Wochenendhaus im schleswig-holsteinischen Wald von Großenaspe, als mein Mann in guter Absicht beschloss, die damals fünfjährige (!) June mit einem frisch gebrühten Kaffee zu mir ins Bad zu schicken – um mich damit zu überraschen. Natürlich war der Becher randvoll, und – Sie ahnen es schon – als June mit der Tasse die Türklinke runterdrücken wollte, schwappte der Kaffee (der circa 95 Grad hatte) über ihre komplette Hand. Ergebnis: Verbrennung zweiten Grades, Riesengeschrei, eine aufgelöste Mutter, ein fluchender Vater – und statt Frühstück ein Vormittag in der Notaufnahme des Kinderkrankenhauses.

Ein paar Jahre später, als ich noch nicht wie jetzt rettungsdienstlich ausgebildet war, erlitt mein Sohn im Rahmen eines Infekts einen sogenannten Fieberkrampf. Für alle, die das nicht kennen: So was bekommen manche Kinder, insbesondere Jungen, zwischen dem zweiten und sechsten Lebensjahr bei Infekten, die mit hohem Fieber einhergehen, weil das kindliche Hirn den raschen Temperaturanstieg nicht kompensieren kann und eine Art »Gewitter« im Kopf auslöst – ähnlich wie bei der Epilepsie, nur dass es in der Regel nach dem Kleinkindalter wieder verschwindet. Eine beängstigende

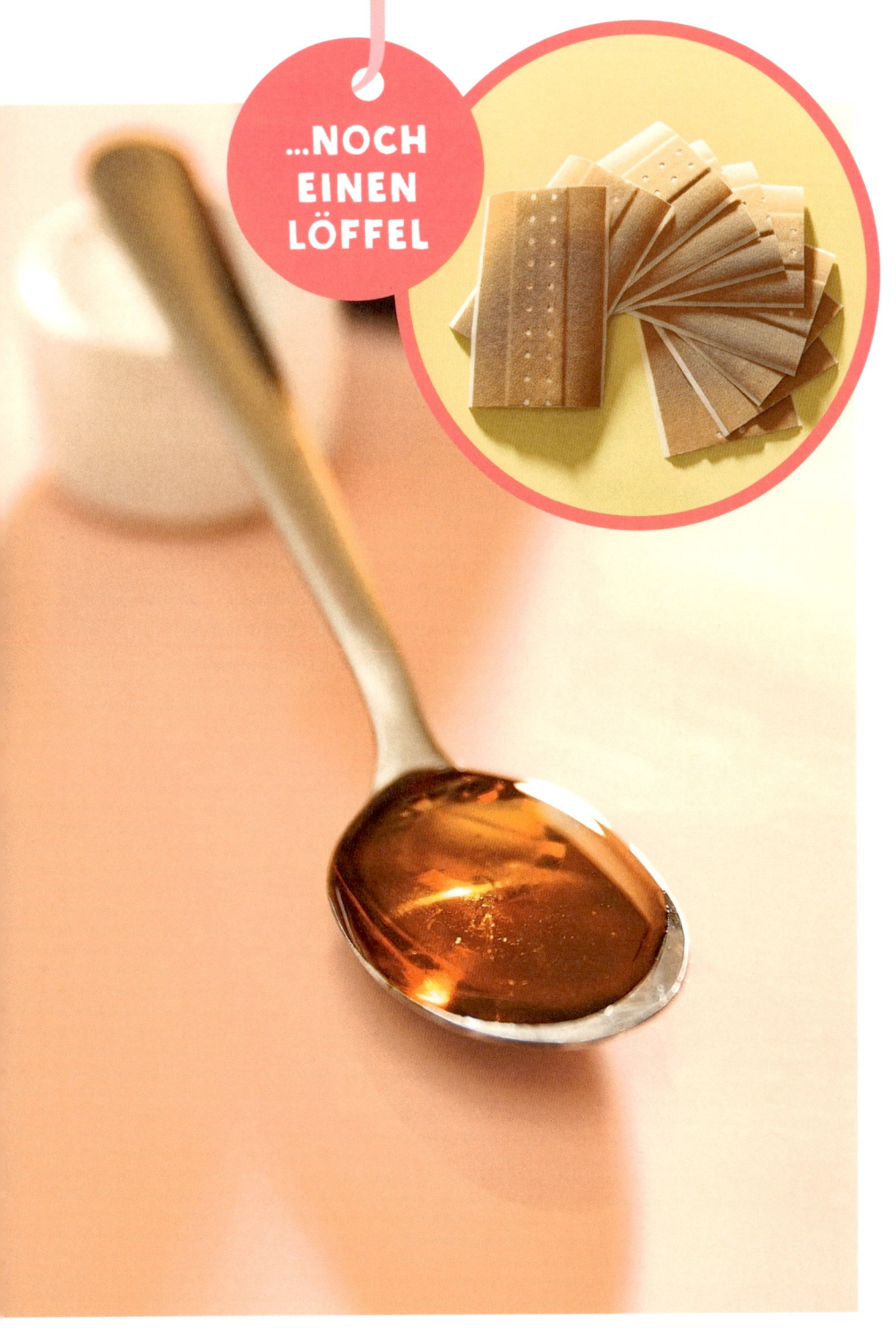

...NOCH EINEN LÖFFEL

Situation, wenn man diesen Zustand vorher nie erlebt hat. Das Kind verdreht die Augen, zuckt am ganzen Körper – und als Eltern steht man hilflos daneben, und weil man vom Arzt im Krankenhaus anschließend mitgeteilt bekommt, dass die Krämpfe in den nächsten Jahren bei jedem Infekt auftreten können, sitzt man fortan beim kleinsten Schnupfen völlig hysterisch an der Bettkante des Kindes, um fiebersenkende Mittel zu verabreichen. Schlimm.

Und als wären Infekte mit Fieberkrämpfen nicht herausfordernd genug – als wäre es überhaupt nicht schon herausfordernd genug, Kinder großzuziehen –, wird das Ganze dann noch getoppt mit Erlebnissen wie an unserem Racletteabend. Wir lieben Käse, müssen Sie wissen, und essen Raclette im Winter mindestens ein Mal im Monat. Okay, ich korrigiere: Wir Eltern lieben Raclette. O-Ton June: »Och nööö, nicht schon wieder Raclette! Immer müssen wir Raclette essen Samstagabends!« Aber mein Sohn Lovi mag es wenigstens ein bisschen, weil er dann den Grillmeister spielen darf. Wir haben so ein Gerät mit integriertem Grill, um obendrauf Fleisch, Fisch oder Gemüse zu braten. Ganz im Sinne männertypischer Grillvorlieben legt Lovi mit der Gabel alles obendrauf – und verteilt es, wenn es fertig gegrillt ist. Auch an diesem Abend wollte er stolz wie Oscar auch wieder dieser Aufgabe nachgehen. Stehend auf dem Tripp Trapp, um besser an das Fleisch auf dem Grill zu kommen. Und dann rutschte er – wie auch immer – vornüber vom Tripp Trapp und fiel mit der flachen Hand auf die Grillplatte. Inklusive Zischen der Handinnenfläche, wie es sonst nur das Hähnchenfilet tut. Furchtbar, ich werde das Geräusch nie vergessen. Sehen Sie, das meine ich: Hätte mir vorab jemand gesagt, dass ich abends mit meinem Sohn in der Notaufnahme sitzen würde, weil er auf das Raclettegerät stürzt – ich hätte es nicht geglaubt und mir intensive Gedanken über die wirren Fantasien desjenigen gemacht. Das waren jetzt meine Top 3 in nunmehr zehn Jahren als Mutter – die Erzählungen ließen sich endlos fortführen.

Aber seit meiner Ausbildung zur Rettungsassistentin habe ich über meine eigenen Erfahrungen hinaus unzählige aufgelöste Eltern von krampfenden Kindern beruhigen dürfen, Kinder mit Sportverletzungen und Gehirnerschütterungen per RTW aus der Schule in die Notaufnahme transportiert – und habe festgestellt: Eltern sind derart symbiotisch mit ihrem Kind verbunden, dass es für sie schlimmer ist, wenn es dem Kind schlecht geht, als wenn sie selbst krank sind. Sind die Kinder gesund und glücklich, sind wir Eltern es auch. Insbesondere wir Mütter, muss man wohl ehrlicherweise dazusagen.

Aber es gibt natürlich die weitaus weniger schlimmen – weil nicht lebensbedrohlichen – Alltagsherausforderungen, die genauso aufwendig sind, obwohl sie nicht in der Notaufnahme enden. Auf Platz 1 stehen da bei mir ganz klar: LÄUSE! Da stehen einem buchstäblich schon die Haare zu Berge, wenn man an einem Freitagmorgen nichts ahnend in die Kita kommt – und folgendes Plakat an der Pinnwand über den Garderobenhaken findet:

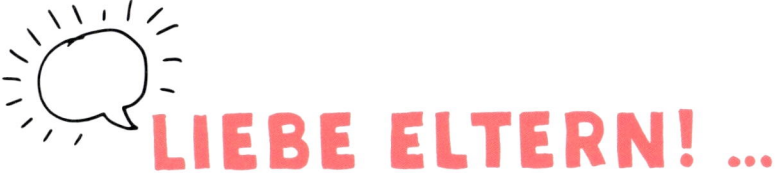

LIEBE ELTERN! ...

WIR HABEN WIEDER LÄUSE!

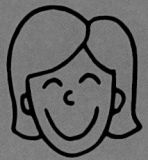

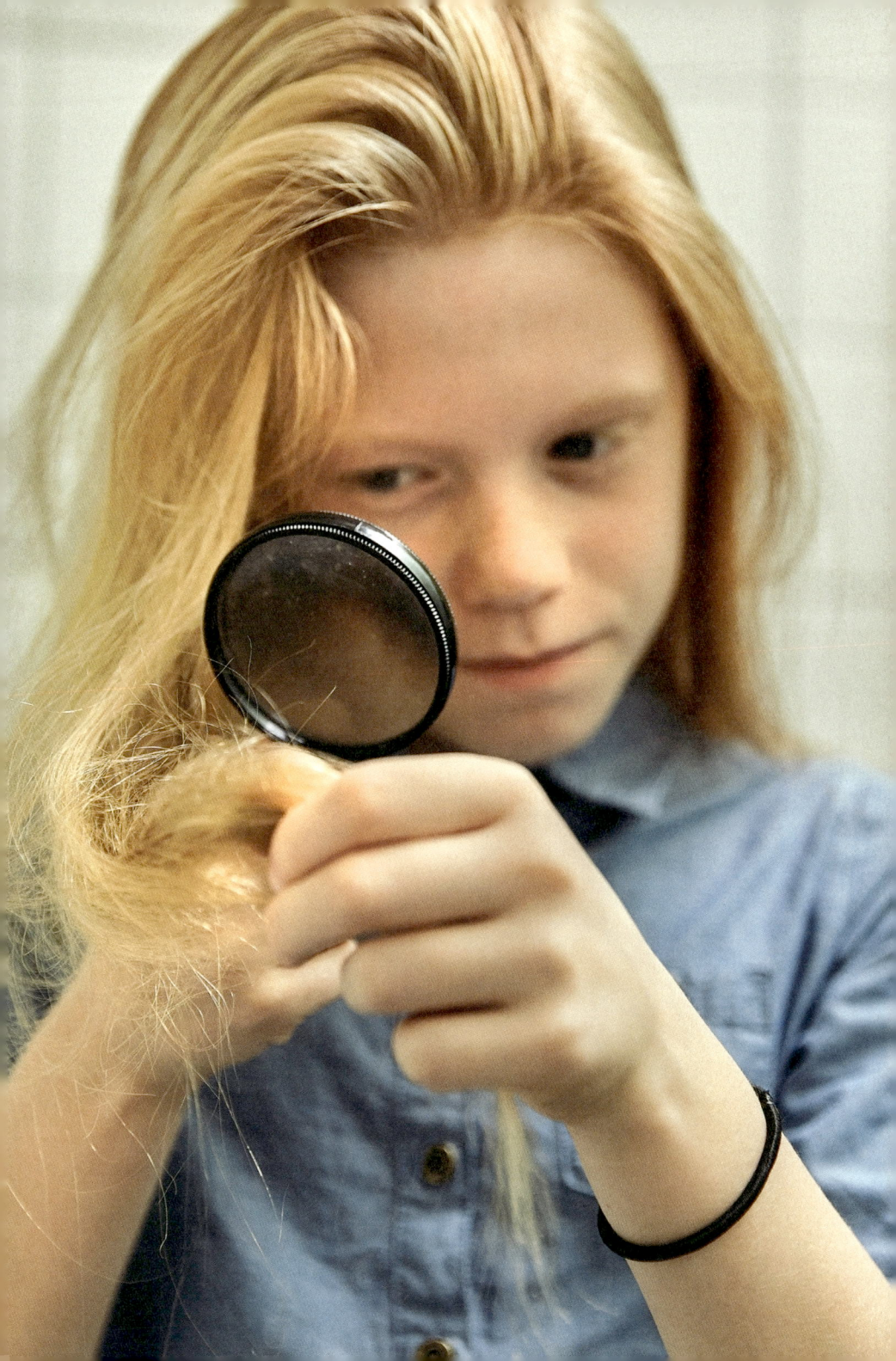

Dann wird einem ein A4-Blatt gereicht, auf dem man unterschreiben soll, dass man die Kinder untersucht und, wenn Befall gefunden wurde, behandelt hat. Inklusive dem obligatorischen Rattenschwanz an Vorkehrungen, die das beinhaltet: Kinder kämmen und penibel mit dem ziependen Läusekamm untersuchen, in der Apotheke eine Minute vor Feierabend das Läuseshampoo kaufen in der Hoffnung, dass kein Nachbar hinter einem steht, Shampoo einwirken lassen (früher noch über Nacht mit Haube auf dem stinkenden Läusemittel), ausspülen, trocknen, Betten neu beziehen, Sofakissen für drei Wochen in großen Müllsäcken wegpacken, Kuscheltiere, Mützen und Haarbürsten drei Tage ins Gefrierfach legen, sämtliche Klamotten inklusive Jacken (die übertragen häufig die Läuse, weil sie an den Garderobenhaken eng beinanderhängen) bei mindestens 60 Grad waschen …

Habe ich noch was vergessen? Ach ja: zehn Tage später die ganze Prozedur wiederholen! Yay – da kommt Freude auf.

Aber mit den Läusen ist es ja nicht getan – die Liste der Insekten ist lang. Es gibt die lieben Zecken und all die damit verbundenen Mythen: Rausdrehen? Öl draufträufeln? Zeigt der rote Ring um den Einstich, ob eine Borreliose übertragen wurde? Oder die Wespen: Was ist schlimmer – Wespe oder Hornisse? Nach dem Stich Gift aussaugen oder nicht? Zwiebel drauf? Oder etwa kühlen?
Manchmal hängt aber statt des Läuseschilds das vergleichsweise harmlose Schild:

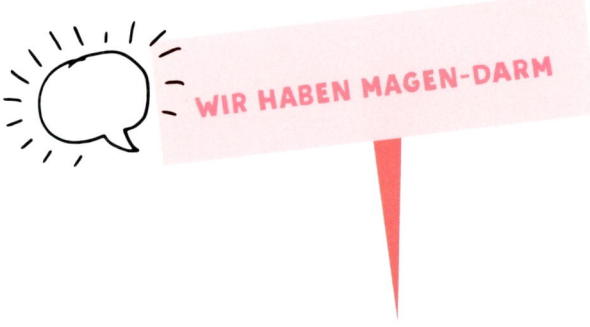

Auch das ist nicht schön. Weil Kleinkinder natürlich ständig die Hände im Mund haben und sich zu 99,9 Prozent nach dem Toilettengang nicht die Hände waschen. Abgerundet wird die Infektepidemie dann noch dadurch, dass heutzutage die meisten Eltern beide berufstätig sind: Drei Tage beim kranken Kind zu Hause bleiben? Wie soll das gehen? Fiebersenker rein und ab in die Kita. Früher ist der Opa schließlich auch mit Erkältung zur Schule gegangen – barfuß durch den Schnee, versteht sich. Aber klar, ist ja auch schwierig, insbesondere für Alleinerziehende ohne Großeltern in der Nähe.

Hat man dann noch, wie ich, zwei Kinder, die sich gegenseitig anstecken, wird die Krankenzeit leicht mal verdoppelt. Ich erinnere mich noch an einen Winter, als sie abwechselnd nacheinander erst Scharlach und dann eine Bronchitis hatten. Ich konnte vier Wochen nicht aus dem Haus. Aber wie sagt meine Freundin Kerstin immer so schön: »Charlotte, man bekommt ja SO VIEL zurück!« Und da hat sie recht. Was ist da schon eine Mittelohrentzündung (tritt übrigens immer am Wochenende und/oder nachts auf!), ein bisschen Halskratzen oder Durchfall? Und wie ich immer zu sagen pflege: Diese ersten Kita-Jahre, in denen die Kinder (und Eltern!) alle Infekte durchmachen müssen, sind zwar lästig – aber keine Krebsdiagnose! Das muss man sich immer wieder vor Augen halten – und auch den Kindern beibringen.

Wichtig ist in der Tat aber, zu wissen, was zu tun ist, wenn Infekt, Zecke oder Schmerzen zuschlagen.

ALSO, LOS GEHT'S.

>>

Ich bin so froh, dass ich eine Mutter habe, die sich bei Unfällen und Krankheiten auskennt. Sie hat uns schon oft das Leben gerettet, zumindest fast, glaube ich. Mein Bruder ist mal in eine Betongrube gefallen und musste im Mund genäht werden. Dann hat er sich mit der flachen Hand auf ein Raclettegerät (auf die Bratfläche) gestützt. Und bei Infekten hatte er, als er klein war, sogenannte Fieber-krämpfe. Ich bin mal von einer Bank gefallen und ohnmächtig geworden. Mal ganz abgesehen von den vielen, vielen Erkältungen und grippalen Infekten.

ALLGEMEINE ERKRANKUNGEN

ERKÄLTUNG

SYMPTOME: Halsschmerzen, Kopfschmerzen, Frösteln, Müdig-keit, Gliederschmerzen Schnupfen, eine laufende Nase, Husten, Heiserkeit

WAS KANN ICH SELBST TUN? Vor allem Füße stillhalten! Natür-lich fällt das Kindern besonders schwer, da ist der gute alte Fernse-her aber als Mittel zum Zweck erlaubt. Und mit einem Nasenspray für Kinder die Nase frei machen, damit es nicht auf die Ohren über-geht. Auch inhalieren ist eine tolle Sache (warmes Wasser, nicht zu heiß, reicht).

WANN ZUM ARZT? Sollten die Symptome, zum Beispiel Husten oder Schnupfen, länger als sieben Tage anhalten, bitte einen Arzt aufsuchen. Haben Kinder gelben Auswurf, starke Kopfschmerzen und erhöhte Temperatur, sofort zum Doktor.

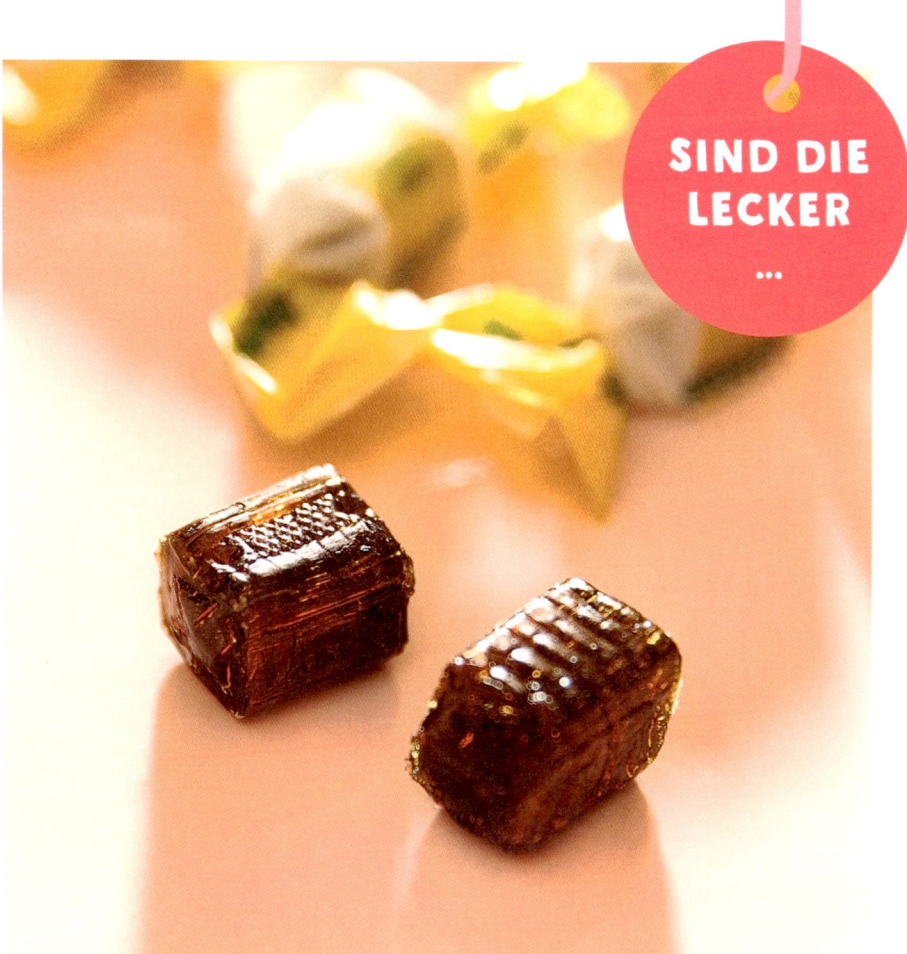

BRONCHITIS

SYMPTOME: Husten und Hustenreiz, Fieber, Kopfschmerzen, Schluckbeschwerden, Halsschmerzen, Heiserkeit, Fieber
WAS KANN ICH SELBST TUN? Knoblauch kann nicht nur Vampire verschrecken, sondern auch eine Bronchitis. Er schützt vor Entzündungen und erleichtert den Abtransport von Schleim, sodass sich die Lunge von Schadstoffen befreit. Auch gut: Zwiebel klein

schneiden, mit Zucker übergießen und stehen lassen. Den Saft daraus teelöffelweise verzehren (5 × pro Tag).

LIPPENBREMSE: Eigentlich ist diese Methode für Menschen mit Lungenkrankheiten wie Asthma gedacht, aber auch bei einer Bronchitis erleichtert die Übung das Atmen. Dafür die Wangen aufblasen und die Luft durch die locker aufeinanderliegenden Lippen strömen lassen. So ähnlich, wie wenn man einen Luftballon aufbläst. Dadurch werden die Bronchien geweitet, und das Ausatmen wird erleichtert. Zusätzlich bewirkt die Übung, dass der festsitzende Schleim sich lockert. Und bestimmt gibt es bei der Übung so einiges zu lachen!

WANN ZUM ARZT? Eine Bronchitis kann bis zu sechs Wochen andauern. Normalerweise ist ein Besuch beim Arzt nicht notwendig. Sollten sich jedoch die Symptome Tag für Tag verschlimmern oder hohes Fieber bzw. Atemnot auftreten, zum Arzt gehen.

FIEBER

Von Fieber sprechen wir, wenn die Körpertemperatur über 38 Grad ansteigt, vorher ist es erhöhte Temperatur.

SYMPTOME: Müdigkeit, Frösteln, mit steigender Temperatur auch Schüttelfrost, Glieder-, Muskel-, Kopfschmerzen, Appetitlosigkeit, trockene, eventuell bläulich verfärbte Haut, Schwitzen

WAS KANN ICH SELBST TUN? Fieber ist eigentlich ein tolles Mittel des Körpers, sich selbst zu schützen. Deshalb sollten wir es nicht vorschnell senken. Wenn es aber doch zu hoch ist (ab 39 Grad), gibt es mehr als ein Kraut dagegen: Lindenblüten- und Holunderblütentee wirken schweißtreibend und fiebersenkend. Und da Patienten mit Fieber sowieso viel trinken sollten, sollte Ihr Kind gleich eine dieser blumigen Teesorten probieren. Verweigert Ihr Kind den Tee, probieren Sie es mit folgenden Trick: Füllen Sie die Lieblingstasse

Ihres Kindes mit etwas heißem Wasser. Achtung, die Temperatur des Wassers sollte nicht mehr allzu heiß sein, damit Ihr Kind sich durch versehentliches Ausschütten nicht verletzt. Stellen Sie die Tasse auf den Tisch neben Ihrem Kind und erzählen Sie ihm von einem Zaubertrank. Das Kind darf dann den Teebeutel in das Wasser geben und kann beobachten, wie sich das Wasser verfärbt. Wahrscheinlich ist es so fasziniert davon, dass es ohne Quengeln den Tee trinkt.

Außerdem sollten Fieber-Kinder keine schwer verdaulichen Speisen zu sich nehmen. Stattdessen leichte Kost wie Reis oder die altbewährte Hühnersuppe essen lassen.

Die guten alten Wadenwickel von Oma eignen sich hervorragend zum Fiebersenken.

Ansonsten gilt: Wer Fieber hat, braucht Ruhe. Früher gab es die Regel, erst nach drei Tagen ohne Fieber wieder in die Schule oder zur Arbeit zu gehen. Das ist leider in Vergessenheit geraten ☺.

WANN ZUM ARZT? Wenn das Fieber länger als 48 Stunden anhält und zusätzlich Symptome wie Kopfschmerzen, Schmerzen beim Wasserlassen oder eitriger Auswurf auftreten, einen Arzt aufsuchen.

LEBENSMITTELUNVERTRÄGLICHKEIT

SYMPTOME: Juckreiz, Hautrötungen, Nesselsucht, Haut- und Schleimhautschwellungen, laufende und/oder verstopfte Nase, Atembeschwerden, Übelkeit, Erbrechen, Bauchschmerzen, Bauchkrämpfe, Durchfall, Kopfschmerzen, Fieber

WAS KANN ICH SELBST TUN? Bei Unverträglichkeiten hilft nur, das auslösende Lebensmittel zu vermeiden.

WANN ZUM ARZT? Bei Atemnot oder heftigen Bauchschmerzen sollte sofort ein Arzt zurate gezogen werden. Ob Ihr Kind an einer Lebensmittelunverträglichkeit leidet und welche es genau hat, kann nur ein Arzt herausfinden. Er kann Sie auch entsprechend beraten, um eine ausgewogene Nährstoffversorgung zu sichern.

ALLERGIEN

SYMPTOME: Schwellungen und Rötungen, vor allem an den Schleimhäuten; Fließschnupfen, Niesreiz oder auch trockene Nase, Kribbeln, Brennen und Tränen in den Augen, Juckreiz, Husten, Asthmaanfälle

WAS KANN ICH SELBST TUN? Auch gegen nervige Allergien gibt es Abhilfe: die Brennnessel. Das heilende Kraut kann in kürzester Zeit Symptome lindern. Also bitte, liebe Hobbygärtner: Nicht alles, was wild im Garten wächst, ist Unkraut! Für den Tee einfach ein paar Blätter trocknen und mit heißem Wasser übergießen. Täglich zwei Tassen dieses Tees reichen aus, um Symptome zu reduzieren und allergischen Reaktionen vorzubeugen. Das Beste daran: Die Blätter in dem Wasser wirken wie ein Hexentrunk. Wenn Sie das Getränk mit etwas Fantasie »verpacken«, wird Ihr Kind es gern einnehmen.

Und ein Hausmittel, das schon im Mittelalter für seine Wirkung bekannt war: die Pestwurz. Wie der Name verrät, galt es als Mittel zur Abwehr der Pest. Das hat nicht wirklich funktioniert, aber der Extrakt der getrockneten Wurzel wird heute bei Asthmapatienten angewendet. Sie löst Verkrampfungen der Atemwege und wirkt somit auch perfekt gegen Heuschnupfen.

Und auch die lieben Koalabärchen halten ein natürliches Medikament für uns bereit: Eukalyptusöl kann die Symptome einer Allergie lindern. Dabei kann es unterschiedlich angewendet werden. Zum Beispiel könnten Sie Ihrem Kind ein gemütliches Badewasser einlassen. Einige Tropfen Öl mit dem Wasser vermischen. Damit können gereizte Atemwege beruhigt werden, denn das ätherische Öl wird eingeatmet und gleichzeitig über die Haut vom Körper aufgenommen. Doch nicht nur als Bad entfaltet das Eukalyptusöl seine Wirkung. Bei Pollenallergie oder Heuschnupfen einfach ein paar Tropfen Öl in etwas Speiseöl einrühren. Dann mithilfe eines

Ohrenstäbchens die Flüssigkeit in die Nase einreiben. Nach einigen Minuten die Nase wieder davon befreien, danach müsste der Atem sich freier anhören.

WANN ZUM ARZT? Treten Beschwerden auf, die für eine Allergie sprechen, aber nicht sonderlich schlimm sind, reicht es, in den nächsten Tagen einen Arzt aufzusuchen. Dieser kann einen Allergietest durchführen und genau feststellen, wo das Problem liegt. Wenn es jedoch zu Atemnot kommt oder ein starker Juckreiz auftritt, muss sofort ein Arzt zurate gezogen werden. Ein Notarzt muss gerufen werden, wenn Ihr Kind keine Luft mehr bekommt, Kreislaufbeschwerden oder ein Kollaps auftreten. Das könnten Anzeichen für einen lebensbedrohlichen allergischen Schock sein.

SCHARLACH

SYMPTOME: Starke Halsschmerzen, Kopfschmerzen, manchmal auch Bauchschmerzen, gerötete Wangen, Husten, Fieber, Erbrechen, Zunge ist anfangs weiß, wird aber nach wenigen Tagen glänzend rot mit hellen Erhebungen; geschwollene und entzündete Mandeln, roter und entzündeter Rachen

WAS KANN ICH SELBST TUN? Gegen die lästigen Halsschmerzen ist bei älteren Kindern eine Salzlösung zum Gurgeln sehr empfehlenswert. Sie besteht aus einer Tasse mit warmem Wasser und einem halben Teelöffel Salz. Damit wird der Rachenraum desinfiziert, der Schleim wird weggeschwemmt und somit auch die Erreger. Aber bitte nicht schlucken! Ein weiteres Hausmittel ist ein kühlender Halswickel mit Quark. Dazu einfach etwas Quark auf eine Mullbinde streichen und diese über Nacht um den Hals legen.

WANN ZUM ARZT? Aufgrund der Gefahr von Folgeerkrankungen an Ohren, Gelenken, Herz und Nieren sollte bei einem Verdacht auf Scharlach sofort ein Arzt aufgesucht werden. In den meisten Fällen wird ein Antibiotikum verschrieben.

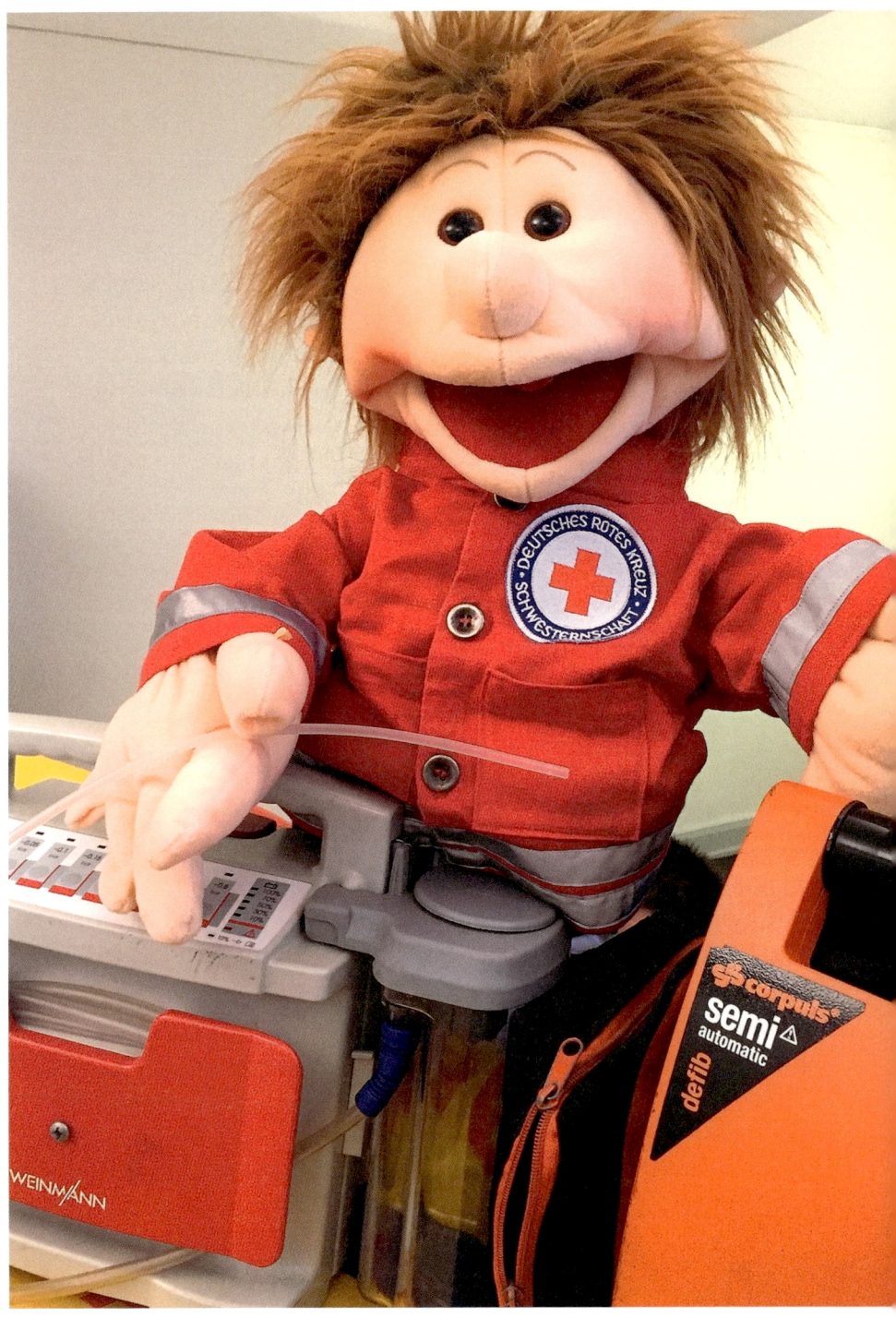

UNFÄLLE UND ANDERE NOTFÄLLE

FRAKTUR/BRUCH

SYMPTOME: Abnorme Stellung von Gliedmaßen, Reibegeräusche im Bereich der Bruchstelle, abnorme Beweglichkeit des betroffenen Bereichs, starke Schmerzen, Schwellungen, Schonhaltung

WAS KANN ICH SELBST TUN? Kühlen Sie den Bereich mit kalten Umschlägen, ohne Druck auszuüben. Versuchen Sie, Ihr Kind zu beruhigen, und lassen Sie es nicht allein! Dabei ist es auch besonders wichtig, dass Sie mit einer ruhigen Stimme reden.

WANN ZUM ARZT: Bei einem offenen Bruch mit größerer Blutung muss sofort der Rettungsdienst gerufen werden. Scheint es nur eine leichte Fraktur zu sein, fahren Sie Ihr Kind ins Krankenhaus, wo es von einem Spezialisten untersucht wird.

PRELLUNG

SYMPTOME: Schmerzen, Schwellung, Bluterguss, Bewegungseinschränkung

WAS KANN ICH SELBST TUN? Auch in diesem Fall ist ein kalter Umschlag hilfreich, aber auch Majoranblätter bewirken Wunder. Dazu brauchen Sie nur einige frische Blätter zu zerquetschen und mit etwas Honig zu vermischen. Diese Paste dann auf den schmerzenden Bereich streichen. Auch das Einreiben von Teebaumöl kann die Schmerzen lindern und den Prozess der Heilung fördern.

WANN ZUM ARZT? Eine einfache Prellung erfordert im Allgemeinen keinen Arztbesuch. Sollten Sie sich jedoch unsicher sein, lassen Sie Ihr Kind von einem Arzt untersuchen. Vor allem wenn die Schmerzen stärker werden oder Sie eine Schädelprellung vermuten.

GEHIRNERSCHÜTTERUNG

SYMPTOME: Evtl. vorübergehende Bewusstlosigkeit, Benommenheit, Gedächtnislücken, Übelkeit, Brechreiz bis hin zum Erbrechen, Kopfschmerzen, Gleichgewichtsstörungen

WAS KANN ICH SELBST TUN? Den Notarzt rufen und schauen, dass das Kind sich möglichst nicht bewegt. Beruhigender Zuspruch ist wichtig.

WANN ZUM ARZT? Beim Verdacht auf Gehirnerschütterung sollte sofort ein Arzt aufgesucht oder sogar der Notarzt gerufen werden. Dieser muss ausschließen, dass schwerere Verletzungen am Gehirn oder am Schädel (Schädelprellung, Gehirnblutung, Schädelbasisbruch) oder ein Schleudertrauma vorliegen. In einigen Fällen ist es auch notwendig, für einige Zeit unter ärztlicher Aufsicht zu bleiben.

WUNDVERSORGUNG (INKL. PFLASTERTRICK)

SYMPTOME: Schmerzen – teilweise pulsierend oder klopfend, Schwellung, Hautrötung, Druckempfindlichkeit, Blutung

WAS KANN ICH SELBST TUN? Natürlich muss die Wunde gereinigt und mit Antisept desinfiziert werden. Zum Schluss Druckverband oder ein Pflaster auf die Wunde kleben und die Stelle in den nächsten Tagen im Blick behalten.

WANN ZUM ARZT? Heilt die Wunde nicht oder scheint sich entzündet zu haben, sollte ein Arzt sich die Verletzung anschauen.

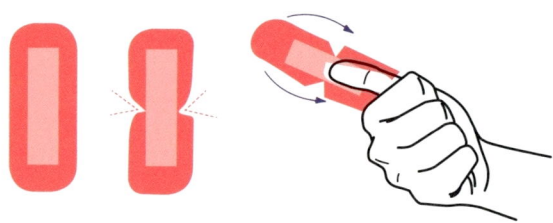

VERSCHLUCKEN

SYMPTOME: Plötzlicher Husten mit Atemnot, keuchende und pfeifende Atemgeräusche, Würgereiz, starkes Speicheln

WAS KANN ICH SELBST TUN? Bei Säuglingen und Kindern müssen Sie besonders vorsichtig sein! Sie dürfen nicht an den Beinen hochgehoben und geschüttelt werden – das kann zu inneren Blutungen führen. Säuglinge sollten bäuchlings mit Gesicht und Kopf nach unten auf den Arm oder Oberschenkel gelegt werden. Dann ganz leicht zwischen die Schulterblätter klopfen. Sollte dies nicht helfen, muss sofort ein Notarzt gerufen werden!

WANN ZUM ARZT: Sollten Sie merken, dass Sie dem Betroffenen trotz Erste-Hilfe-Maßnahmen nicht helfen können, muss sofort der Rettungsdienst gerufen werden. Und noch etwas: Wenn Sie den geringsten Verdacht haben, dass Ihr Kind eine Knopfbatterie verschluckt haben könnte, gehen Sie unbedingt zum Arzt! Die kleinen Dinger rutschen nicht durch, sondern setzen sich in der Speiseröhre fest und können dort schlimmen Schaden anrichten.

VERBRENNUNG

Von Verbrennungen wird gesprochen, wenn Feuer oder heiße Flächen, heiße Flüssigkeiten oder Dampf auf die Haut einwirken und sie dadurch schädigen. Dabei wird zwischen drei verschiedenen Schweregraden unterschieden.

➡ **VERBRENNUNG 1. GRADES:**
Hautrötung, Schwellung, Schmerzen
➡ **VERBRENNUNG 2. GRADES:**
Hautrötung, Blasenbildung, starke Schmerzen
➡ **VERBRENNUNG 3. GRADES:**
Graue, weiße oder schwarze Haut, im verbrannten Haut- oder

Körperteil kein Schmerzempfinden mehr, da die Nervenzellen der Haut zerstört sind

WAS KANN ICH SELBST TUN? Kühlen, um das sogenannte Weiterverbrennen zu verhindern.

WANN ZUM ARZT: Die meisten Verbrennungen 1. Grades und einzelne Brandblasen können wir ohne Probleme zu Hause versorgen, wenn die Fläche nicht zu groß ist. Bei zweitgradigen Verbrennungen unbedingt zum Arzt gehen, insbesondere dann, wenn mehr als 2–3 Prozent der Körperoberfläche verbrannt sind. Bei drittgradigen Verbrennungen muss ein Notarzt gerufen werden.

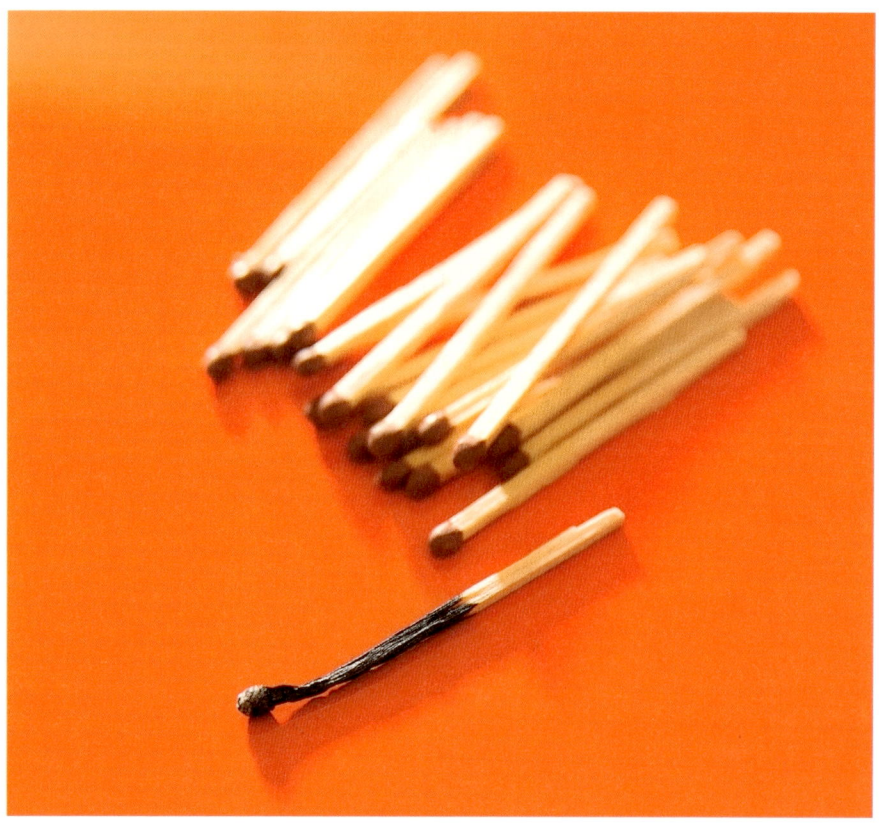

SONNENBRAND

SYMPTOME: gerötete Hautstelle, fühlt sich heiß an, gespannte, schmerzende, juckende und brennende Hautpartie, bei stärkerem Sonnenbrand bilden sich Blasen auf der Haut

WAS KANN ICH SELBST TUN? Ein Allheilmittel bei jeder Hautirritation ist die Aloe Vera. Einfach und praktisch ist die Anwendung des kühlenden Gels, das es überall in der Apotheke zu kaufen gibt. Dabei sollte beachtet werden, dass das Aloe-Vera-Gel möglichst wenig Zusatzstoffe enthält. Am natürlichsten ist die Behandlung mit dem reinen Pflanzensaft aus den Blättern der Pflanze (einfach ein Blatt abpflücken und anschneiden).

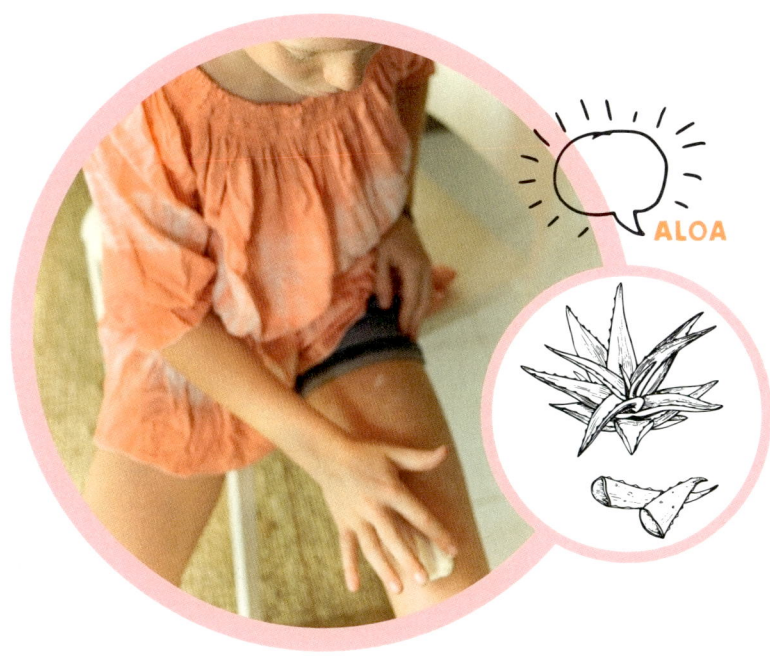

ALOA

Ein weiterer Tipp ist der sogenannte Eiweißbrei, der vor dem Zubettgehen auf die betroffene Stelle aufgetragen werden kann. Dazu stellt man aus einem Hühnereiweiß mit der Gabel oder dem Mixer einen steifen Eischnee her und verschlägt ihn mit Zucker. Am nächsten Morgen wird der Brei mit lauwarmem Wasser gründlich abgespült. Er regt die Regeneration der Haut an.

WANN ZUM ARZT? Einen Arzt aufsuchen, wenn Säuglinge oder Kleinkinder von einem Sonnenbrand betroffen sind. Bei älteren Kindern ist ein Arztbesuch nötig, wenn Symptome (starke Kopfschmerzen, Nackenschmerzen, Übelkeit, Fieber, Schüttelfrost) auftreten, die für einen Hitzschlag oder Sonnenstich sprechen. Bei einem Hitzschlag handelt es sich immer um einen medizinischen Notfall.

NASENBLUTEN

SYMPTOME: Blut läuft aus der Nase

WAS KANN ICH SELBST TUN? Cayennepfeffer reguliert den Druck des Blutflusses. Dadurch wird der starke Druck reduziert und eine schnelle Gerinnung eingeleitet. Einfach 1 Teelöffel Cayennepfeffer in eine Tasse mit warmem Wasser geben und schluckweise trinken. Innerhalb weniger Minuten sollte die Blutung stoppen.

Auch eine Zwiebel kann das Nasenbluten stoppen, denn sie unterstützt die Blutgerinnung. Schon der Zwiebelgeruch regt die Gerinnung an und verhindert einen übermäßigen Blutverlust. Dafür einfach eine dicke Scheibe von einer Zwiebel abschneiden, unter die Nase drücken und den Duft tief einatmen.

Früher hat man dazu geraten, den Kopf in den Nacken zu legen. Tun Sie das nicht!

WANN ZUM ARZT? Wenn Ihr Kind häufiger an Nasenbluten leidet, sollten Sie mit ihm zum Arzt gehen, um die Ursachen festzustellen.

FIEBERKRAMPF

SYMPTOME: Bewusstlosigkeit, Augen verdreht, Zähne zusammengepresst, Gliedmaßen versteifen und zucken, meist im Alter von 13 Monaten bis 4 Jahren, weil das kindliche Gehirn den Temperaturanstieg nicht regulieren kann. Es kommt zu einer Art Gewitter im Kopf.

WAS KANN ICH SELBST TUN? Lockern Sie die Kleidung Ihres Kindes und setzen Sie es aufrecht hin, damit es genügend Luft bekommt. Sollte das Kind erbrechen, bringen Sie es in die stabile Seitenlage, um zu verhindern, dass Erbrochenes in die Lunge gelangt. Während eines Fieberkrampfes bitte aufpassen, dass sich Ihr Kind nicht selbst verletzt. Polstern Sie Ecken und Kanten mit Decken und Kissen. Bleiben Sie bei Ihrem Kind, und warten Sie ab, bis der Anfall vorüber ist.

WANN ZUM ARZT? Dauert der Fieberkrampf länger als vier Minuten oder läuft das Kind blau an, sollten Sie auf Nummer sicher gehen und einen Rettungsdienst rufen.

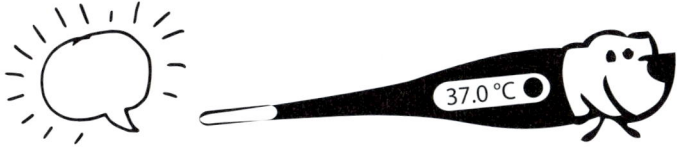

SCHMERZEN

BAUCHSCHMERZEN

SYMPTOME: Drückende Darmkrämpfe, zwickende Bauchschmerzen links oder rechts

WAS KANN ICH SELBST TUN? Pfefferminze wirkt krampflösend und entspannt die Muskeln, die im Verdauungsstrakt zu Krämpfen und Blähungen führen. Sie hilft auch gegen Verdauungsstörungen und Verstopfungen. Bereits zwei bis drei Tassen Tee helfen, den Schmerz zu lindern. Alternativ kann das Kind frische Pfefferminzblätter kauen. Und auch eine Backpflaume kann helfen, wenn Verstopfung der Übeltäter ist.

Eine Mischung aus Backpulver und Zitrone ist ein weiteres Hausmittel mit einer starken Wirkung. Das Backpulver bringt den pH-Wert im Körper wieder ins Gleichgewicht und hilft damit gegen Bauchschmerzen und Blähungen. Den frisch gepressten Saft einer Zitrone mit ½ Teelöffel Backpulver und ¼ Teelöffel Salz in ein Glas mit warmem Wasser geben und vermischen. Die Mischung wird kräftig sprudeln (was Kinder toll finden). Sofort trinken, bevor der Sprudel aufhört. Die Anwendung dreimal täglich wiederholen, bis die Bauchschmerzen abklingen.

WANN ZUM ARZT? Sind die Bauchschmerzen »anders« als sonst, sollte dies auf jeden Fall ernst genommen werden. Denn plötzlich beginnende Bauchschmerzen, die im Verlauf sogar noch schlimmer werden, sind immer ein Alarmzeichen. Nimmt das Kind eine gekrümmte Haltung ein, muss ein Arzt draufschauen.

KOPFSCHMERZEN

SYMPTOME: Pochender oder stechender Schmerz im Kopf- bzw. Stirnbereich

WAS KANN ICH SELBST TUN? Pfefferminze hilft gegen den Kopfschmerz! Einfach ein wenig von einem hochwertigen ätherischen Öl auf Stirn und Schläfe auftragen. Die Minze wirkt entkrampfend, und es ist wissenschaftlich nachgewiesen, dass die Einreibung genauso wirksam ist wie zwei Paracetamol oder Ibuprofen.

WANN ZUM ARZT? Treten Kopfschmerzen immer wieder auf oder kommen die Schmerzattacken häufiger als sonst üblich vor, muss ein Arzt unbedingt die Ursache klären.

OHRENSCHMERZEN

SYMPTOME: Stechender oder pulsierender Schmerz im Ohr, Schmerzen bei Berührungen des Ohres, leichtes Fieber, leichte Schwerhörigkeit

WAS KANN ICH SELBST TUN? Ohr mit einem Wattebausch abkleben und Saft gegen Schmerzen geben.

WANN ZUM ARZT? Sind Kinder oder Jugendliche von Ohrenschmerzen betroffen, sollte immer ein Arzt zurate gezogen werden. Nur so lässt sich die Ursache klären, und es kann Folgeschäden vorgebeugt werden.

HALSSCHMERZEN

SYMPTOME: Schluckbeschwerden, Schmerzen im Hals

WAS KANN ICH SELBST TUN? Wärmenden Schal tragen. Sowohl wärmende als auch kühlende Wickel (beide regen die Durchblutung an) lindern Halsschmerzen. In beiden Fällen gilt: Der Wickel sollte nur so lange verwendet werden, wie er als angenehm empfunden wird. Kühle Halswickel mindern den Schmerz und helfen bei Schluckbeschwerden. Warme Halswickel wirkend entspannend und reduzieren Schmerzen. Ob Wärme oder Kälte besser helfen, müssen Sie gemeinsam mit Ihrem Kind selbst herausfinden.

➡ **ANLEITUNG FÜR EINEN WARMEN WICKEL MIT TEE:** Ein Tuch mit warmem Wasser beziehungsweise Tee (Kamille, Thymian oder Salbei) befeuchten und um den Hals legen. Damit der Wickel nicht zu schnell auskühlt, am besten mit einem zweiten Tuch oder Schal umwickeln. Nach 30 bis 45 Minuten verliert die Wärme ihre Wirkung, dann sollte der Wickel abgenommen werden.

➡ **ANLEITUNG FÜR WARME KARTOFFELWICKEL:** Auch ein Kartoffelwickel kann gegen Halsschmerzen helfen, denn Kartoffeln speichern die Wärme ganz besonders lange. Für die Herstellung werden heiße gekochte Kartoffeln in ein Tuch eingeschlagen und leicht zerdrückt. Vorsicht, nicht zu heiß auflegen!

➡ **ALS KÜHLER WICKEL EIGNET SICH EIN QUARKWICKEL.**

WANN ZUM ARZT? Wenn der Schmerz im Hals nicht mehr auszuhalten ist, das Kind hohes Fieber bekommt und sich schlapp fühlt, sollten Sie mit ihm zum Arzt gehen. Das Gleiche gilt, wenn die Mandeln gerötet, angeschwollen und mit Belägen überzogen sind.

MAGEN-DARM-ERKRANKUNGEN

ÜBELKEIT

SYMPTOME: Mulmiges Gefühl, Brechreiz
WAS KANN ICH SELBST TUN? Eine Tasse mit warmem Pfefferminz-, Kamillen- oder Ingwertee kann den Magen beruhigen. Auch frische Luft kann die Symptome reduzieren. Wer wackelig auf den Füßen ist, kann auch auf einem Stuhl vor dem geöffneten Fenster sitzen. Gleichmäßig und ruhig atmen. Ein weiterer Trick gegen Übelkeit ist das Lutschen einer frisch geschnittenen Zitrone oder das Trinken von Zitronensaft in Wasser. Zusätzlich sollte Ihr Kind Möhrensuppe essen. Dieses Gemüse enthält viele Ballaststoffe, die im Darm Giftstoffe binden und dafür sorgen, dass die Übelkeit schneller abklingt.
WANN ZUM ARZT? Übelkeit ohne ersichtlichen Grund bei Kindern muss von einem Arzt abgeklärt werden.

ERBRECHEN

SYMPTOME: Mulmiges Gefühl im Bauch, Hochwürgen von Nahrung und Flüssigkeit
WAS KANN ICH SELBST TUN? Hausmittel, die bei Übelkeit helfen, sind auch beim Erbrechen sehr hilfreich.
WANN ZUM ARZT? Halten die Beschwerden länger als einen Tag an und kann das Kind keine Flüssigkeit zu sich nehmen, einen Arzt aufsuchen.

DURCHFALL

SYMPTOME: Neben dem eigentlichen Durchfall krampfartige Bauchschmerzen, Blähungen, Übelkeit und Erbrechen, Appetitlosigkeit, Müdigkeit, Schwäche, Kreislaufsymptome

WAS KANN ICH SELBST TUN? Die Schale eines Apfels ist ein tolles Wundermittel gegen Durchfall, denn sie enthält Pektine. Dieser Stoff kann überschüssiges Wasser im Darm binden und dickt damit den Stuhlgang an. Die Wirksamkeit entfaltet sich am besten, wenn Sie den Apfel mitsamt der Schale mit einer Glas- oder Plastikreibe (Metall reagiert mit der Säure im Apfel) fein reiben. Lassen Sie den Abrieb für ca. 15 Minuten stehen, dann ist er bereit zum Verzehr.

Sehr gut wirkt auch die leckere Möhrensuppe. Karotten enthalten ebenfalls Pektine, außerdem entstehen beim Kochen von Möhren spezielle Zuckermoleküle. An denen docken die Durchfallerreger an, statt sich an der Darmwand festzusetzen.

So geht's: 500 Gramm Möhren in einem Liter Wasser etwa eine Stunde kochen lassen, durch ein Sieb drücken und pürieren. Den Brei mit Wasser auf insgesamt einen Liter auffüllen. Mit etwas Salz würzen, und schon ist die Möhrensuppe fertig.

WANN ZUM ARZT? Bei leichtem Durchfall müssen Sie sich keine Sorgen machen. Sollten die Beschwerden jedoch länger als drei Tage andauern und/oder blutig oder schleimig sein, ist ein Besuch beim Arzt notwendig.

NOROVIRUS

SYMPTOME: Übelkeit, heftiges Erbrechen, Durchfall – wie bei einer Magen-Darm-Grippe

WAS KANN ICH SELBST TUN? Durch die Erkrankung verliert der kleine Körper viel Flüssigkeit. Fencheltee, Kamillentee oder eine Mischung aus Fenchel, Anis und Kümmel beruhigen den Magen und sollten ausreichend getrunken werden. Gegen akuten Durchfall kann ein Teelöffel Heilerde wahre Wunder bewirken. Dazu einen Teelöffel Heilerde mit einem Viertelliter stillem Mineralwasser mischen, gut verrühren und verteilt über den Tag zwei bis drei Gläser verabreichen. Zusätzlich können Banane und geriebener Apfel helfen. Und ganz wichtig: Immer wieder Hände waschen und möglichst wenig Kontakt mit anderen Menschen! Das Norovirus ist extrem ansteckend.

WANN ZUM ARZT? Kinder mit Verdacht auf Norovirus sollten unbedingt ärztlich behandelt werden.

PARASITEN UND INSEKTEN

LÄUSE

SYMPTOME: Juckreiz auf der Kopfhaut; kleine, stark juckende und rote Papeln auf der Kopfhaut, evtl. Nissen (Eier) erkennbar.

WAS KANN ICH SELBST TUN? Das erste Mittel gegen Läuse ist eine ganz normale Läuse-Haarspülung aus der Apotheke. Achtung: Sie müssen nicht das Mittel nehmen, das über Nacht einwirkt – das mit der zehnminütigen Einwirkzeit genügt! Damit lassen sich die Haare gut auskämmen, und es treten keine Nebenwirkungen auf. Dann kommt der Nissenkamm (Nissen sind die Eier der Läuse) zum Einsatz. Strähne für Strähne kämmen Sie die Haare durch und wischen nach jeder Strähne den Kamm mit Küchenkrepp hab. Nach der Behandlung muss der Kamm in einem Topf mit kochendem Wasser desinfiziert werden.

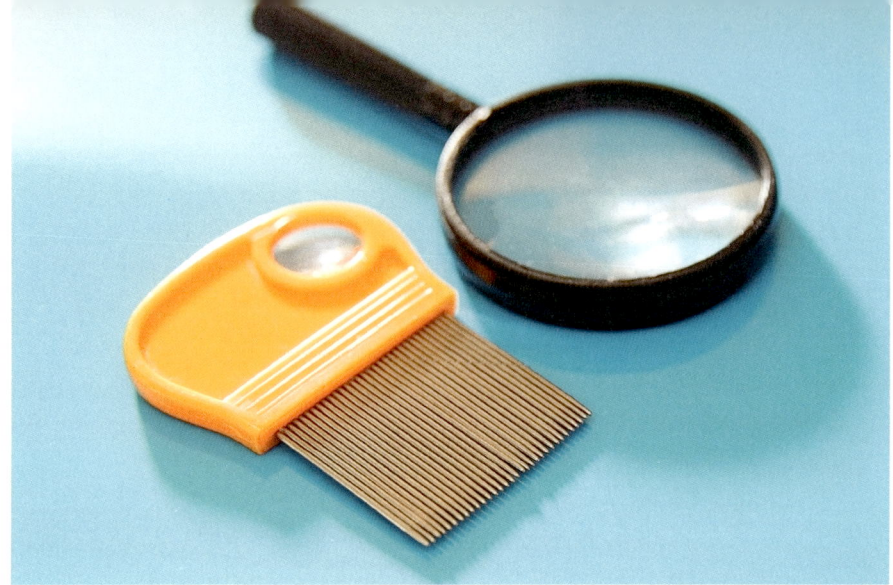

Auch mithilfe von Ölen (Speiseöl, Olivenöl und Mandelöl) können Sie die Haare von den lästigen Läusen befreien. Allerdings lässt sich das Öl nicht so gut verteilen wie das altbewährte Läuseshampoo aus der Apotheke. Das Öl sollte ca. acht Stunden unter einer Duschhaube einwirken. Alles ausspülen und dann mit dem Kamm durchkämmen.

Ein weiterer Tipp ist Bärlauch. Dafür das Kraut mit kochendem Wasser übergießen. Dann alles abkühlen lassen, bevor Sie damit den Kopf waschen. Kurz einwirken lassen, gründlich ausspülen und dann wie immer den Nissenkamm verwenden. Auch die Wohnung muss behandelt werden – Kuscheltiere und Haarbürsten für drei Tage ins Gefrierfach, Sofakissen und Jacken waschen oder in einer Mülltüte wegsperren.

WANN ZUM ARZT: Sobald eine Behandlung in Eigenregie erfolglos war, sollten Sie einen Arzt aufsuchen. Kinder unter drei Jahren sollten immer ärztlich untersucht werden.

MÜCKENSTICH

SYMPTOME: Starker Juckreiz, Rötungen, kleine Schwellungen
WAS KANN ICH SELBST TUN? Schon ein kleiner Tropfen Honig kann große Wunder bewirken und Schwellungen verschwinden lassen. Zudem verhindert er den Juckreiz. Woran das liegt? Honig hat eine antibakterielle und entzündungshemmende Wirkung. Und noch ein wichtiger Tipp: Mit dem Honig-Mückenstich lieber zu Hause bleiben, sonst werden noch andere Insekten angelockt.

Ein Hausmittel, das noch nicht allzu bekannt ist im Kampf gegen Mückenstiche, ist das Basilikum. Die Blätter enthalten Eugenol, einen Stoff, der den Juckreiz lindert. Dafür einfach Wasser mit den Blättern aufkochen. Die abgekühlte Flüssigkeit auf die juckende Stelle tupfen.

Viele schwören auf ein weiteres Wundermittel: Backpulver. Einfach aus dem Pulver und ganz wenig Wasser eine Paste herstellen und auf den Piekser schmieren.

Jedenfalls hat sich inzwischen eins herumgesprochen: Kühlen bringt nichts. Ein frischer Mückenstich lässt sich mit Wärme viel besser ausbremsen. Dafür gibt es spezielle Geräte, die aber für empfindliche Kinderhaut oft zu stark aufheizen. Besser: Heißes Wasser in eine Tasse geben und die Tasse für ein paar Sekunden an den Stich halten – so heiß, wie es gerade noch geht. Größere Kinder können das selbst machen und die Intensität so regeln.

WANN ZUM ARZT? Ist die Hautpartie um den Stich herum dick, heiß und stark gerötet oder schmerzt, sollten Sie unbedingt einen Arzt aufsuchen. Das gilt insbesondere, wenn Sie Urlaub in einem Risikogebiet gemacht haben und Begleitsymptome wie hohes Fieber auftreten.

ZECKENBISS

SYMPTOME: Grippeähnliche Beschwerden wie Abgeschlagenheit, Appetitlosigkeit, Kopfschmerzen, Gliederschmerzen, leichtes Fieber

WAS KANN ICH SELBST TUN? Beseitigen Sie die Zecke so rasch wie möglich mit einer Zeckenzange, Zecken nicht drehen. Schnelles Handeln ist der beste Schutz vor Borreliose.

Das wirksamste Hausmittel gegen einen Zeckenbiss ist der Spitzwegerich. Die Blätter zerstoßen und dann auf die betroffene Stelle legen. Alternativ können Sie in der Apotheke Spitzwegerichsaft kaufen oder Apfelessig verwenden. Er sorgt für die Desinfektion des Einstiches und verhindert das Eindringen weiterer Erreger.

WANN ZUM ARZT? Die Einstichstelle im Auge behalten, denn Zecken übertragen bekanntermaßen gefährliche Krankheiten wie Borreliose oder FSME. Einen Arzt aufsuchen, wenn Sie folgende Punkte feststellen:

➡ Reste der Zecke befinden sich in der Wunde.

➡ Die Wunde entzündet sich und heilt nicht.

➡ Es zeigen sich Symptome, die für eine Borreliose sprechen. Ein sehr markantes Anzeichen dafür ist die Wanderröte, ein oft kreisförmiger, rötlicher Ausschlag, der erst nach einigen Tagen auftritt.

➡ Der Betroffene leidet an grippeähnlichen Symptomen, die für eine Infektion sprechen könnten.

WESPENSTICH

SYMPTOME: Schmerzen, lokale Rötung, Schwellungen, Juckreiz, eventuell Stachel in der Einstichstelle

WAS KANN ICH SELBST TUN? Eine sofortige Eiskompresse lindert den Schmerz in kurzer Zeit. Die Kälte verlangsamt die Ausbreitung der entzündlichen Stoffe in der Einstichstelle, das betäubt den Schmerz und reduziert die Schwellung. Für eine solche Kompresse können Sie einen Waschlappen mit Eiswürfeln befüllen und die Stelle für 10 bis 15 Minuten kühlen. Genauso gut hilft aber auch Hitze, weil damit das Wespengift neutralisiert wird (siehe Mückenstich).

Auch Apfelessig kann das Gift der Wespe neutralisieren. Essig lindert den Schmerz und die Schwellung und nimmt auch noch den Juckreiz. Dafür einfach ein Wattepad mit dem Apfelessig befeuchten und diesen sanft 5 bis 10 Minuten auf die Einstichstelle pressen.

Aloe Vera wirkt entzündungshemmend und beruhigt. Wie der Essig lindert sie Schmerzen und Schwellungen und eliminiert den Juckreiz.

WANN ZUM ARZT? Sobald nach einem Wespenstich Symptome auftauchen, die auf eine Allergie hindeuten (beispielsweise Atemnot), einen Arzt aufsuchen. Gefährlich wird es für Nicht-Allergiker erst, wenn die Wespe im Mund oder Rachen zugestochen hat. Durch den Einstich schwellen die Schleimhäute sehr schnell an und verengen somit die Atemwege. Wenn das passiert, sofort einen Notarzt rufen – währenddessen die Halspartie mit feuchten Tüchern kühlen. Zusätzlich kann ein Eiswürfel gelutscht werden.

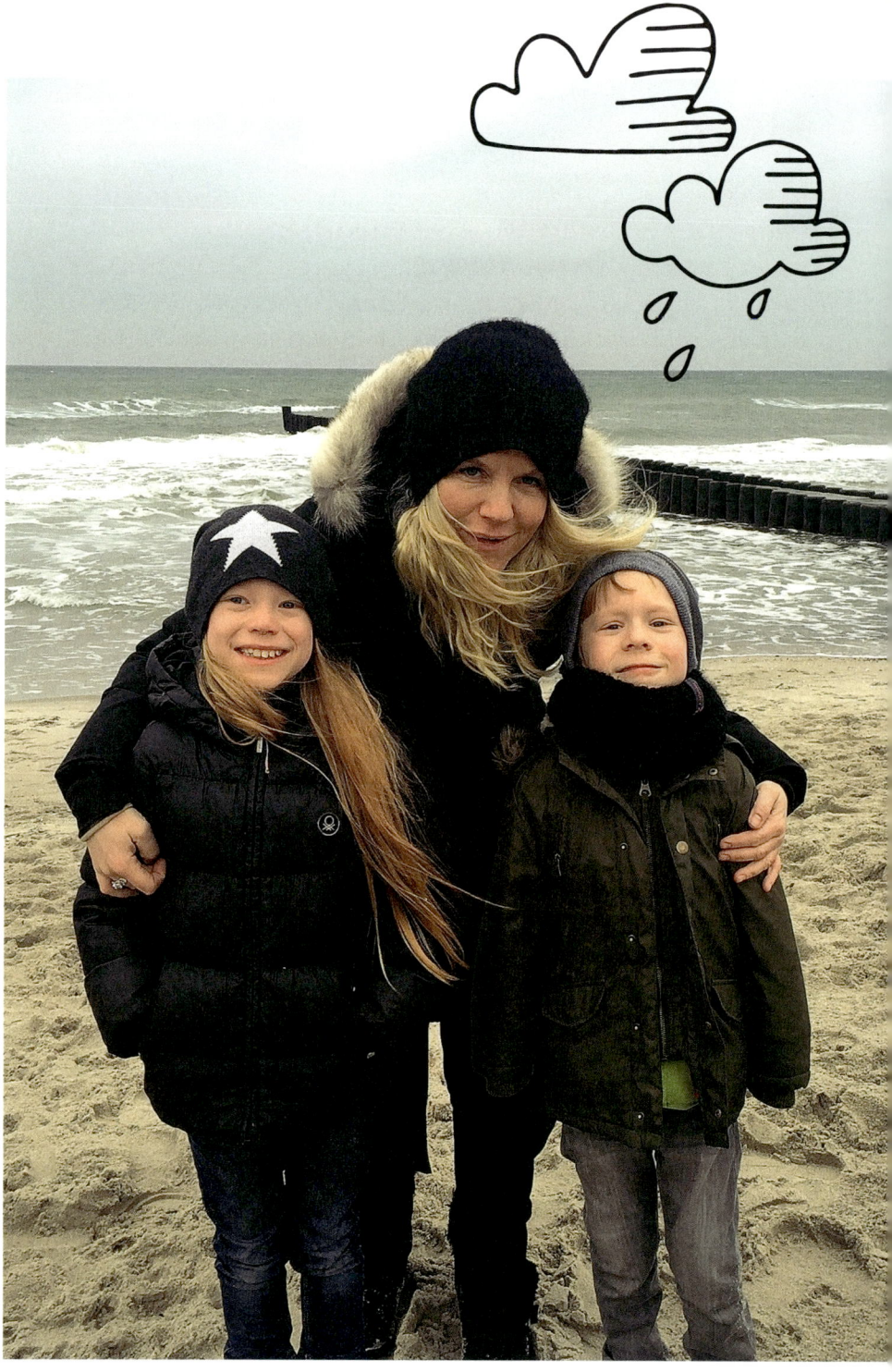

EPILOG

Als ich die letzte Seites dieses Buches geschrieben hatte, bemerkte ich, dass ich aus Versehen 1,5 Bücher geschrieben hatte. Also rund ein Drittel zu viel Inhalt. Kürzen kann man ja immer noch, dachte ich während des Schreibens. Allerdings gestaltete sich das dann schwieriger, als ich dachte – da circa 100 Seiten rausmussten.

Ich habe mich also hingesetzt und den kompletten Inhalt noch mal durchgeschaut, um im großen Rahmen ganze Textblöcke rauszuwerfen. Aber ehrlich gesagt ging das kaum – denn bei jedem Block dachte ich: »Nein, das kann ich nicht rausnehmen, das müssen Kinder ja auch wissen, wenn sie gesund bleiben wollen.« Und so ist es tatsächlich. Viele Dinge scheinen nicht dazuzugehören, weil wir die Gesundheit nicht als Ganzes in Form eines kompletten Lebensstils betrachten – und tun es doch. Gesundheit ist so viel mehr als »nur« Ernährung und Bewegung. Wir können so viel tun, um gesund zu bleiben – aber wir müssen es lernen. Und wie gesagt am besten von klein auf. Da wir es aber leider (noch) nicht in der Schule erfahren, weil es kein Schulfach dazu gibt, lesen wir Bücher wie dieses.

Ein Kapitel, das im Rahmen der Kürzung dann doch rausfiel, war das Thema Patchwork. Leider, leider, leider. Denn es ist ein Thema, das heute immer mehr Familien betrifft – und maßgeblich auch über das Glück und die Gesundheit der damit aufwachsenden Kinder mitentscheidet. Ich habe selbst Erfahrungen damit gemacht und sehe so viele Familien daran scheitern – eben weil es extrem schwierig ist. Ich versuche, das Thema in einem meiner späteren Bücher noch mal aufzugreifen. Bis dahin: Halten Sie durch ☺. In meinem Onlinemagazin finden Sie übrigens ebenfalls Artikel dazu.

Aber die wichtigsten Themen der acht Kapitel haben ihren Platz im Buch behalten. Und Sie haben das Buch jetzt gelesen – und können selbst entscheiden, was Sie davon übernehmen und was nicht. Denn wie ich eingangs schrieb: Nirgendwo gibt es so viele Meinungen wie in der Kindererziehung – und häufig auch kein Richtig oder Falsch. Und nur eins zum Schluss: Am allerwichtigsten, noch viel wichtiger als die Frage, welches Brot Sie Ihren Kindern mit zur Schule geben oder ob das Pflaster richtig sitzt, ist ohnehin, dass Sie Ihre Kinder mit viel Liebe überschütten. Das ist das Einzige, von dem wir Ihnen nicht genug geben können. Und da gibt es auch ausnahmsweise mal keine zwei Meinungen ☺.

**GEBT DEN KINDERN LIEBE, MEHR LIEBE UND NOCH MEHR LIEBE, DANN KOMMT DER GESUNDE MENSCHENVERSTAND IRGENDWANN VON GANZ ALLEIN.
ASTRID LINDGREN**

Ich las irgendwann den Post einer Mutter, die ich nicht persönlich kannte, bei Facebook: »Heute wird meine Tochter 19 Jahre – und zieht von zu Hause aus. Ich vermisse es so, mein fröhliches kleines Mädchen in ihrem Röckchen, T-Shirt und Sandalen von der Schule abzuholen.« Diesen Satz habe ich nie vergessen – und genieße jeden Tag des Abholens, Frühstückens und der gemeinsamen Unternehmungen noch mehr.

Also, während Sie (und ich) unsere Kinder mit Liebe überschütten und jeden Tag mit ihnen genießen, mache ich mich jetzt an das Schreiben des dritten Buchs. Darin geht es um die Gesundheit aus meinem Heimatland. Währenddessen bekommen Sie alle Infos rund um Health, Wellness, Fitness, Food & Beauty in meinem Onlinemagazin »Karlinderleicht leben« und dem dazugehörigen Newsletter unter www.charlotte-karlinder.de. Und sollten Sie im Gesundheitsbereich arbeiten und Gesundheitsmarketing, das schnell in aller Munde ist, benötigen, schauen Sie gerne hier bei uns vorbei:

www.karlinder.com

… und eine große Bitte zum Schluss: Schreiben Sie mir mehr als gerne, wenn Sie Fragen oder Anregungen haben. Ich freue mich auf Post von Ihnen …
Auf ganz bald. Herzlichst, Charlotte Karlinder

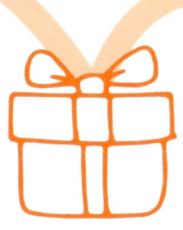

MERCI. THANK YOU. GRACIAS. DANKE.

Meinen Eltern Caroline & Niels Wulff-Karlinder für die lebenslange Liebe und Unterstützung
Meiner Schwester Helena Karlinder – für einen konstanten Platz als Beraterin, Patentante und beste Schwester
Meinen Kindern June und Lovis – für ihre unerschütterliche Liebe und unermüdliche Unterstützung der arbeitenden und liebenden Mutter
Dem Vater meiner Kinder, Reinhard Hunger, für unsere Kinder und die wunderschönen Fotos in meinen Büchern
Der ersten Familie des Vaters meiner Kinder für unvergessliche Patchwork-Momente: Bruno, Mika & Nina. Und Alex
Meiner großartigen Nichte Kennedy Östlundh und meinem liebsten Neffen Kiefer Östlundh
Bert Gogolin für mehr als 20 Jahre an meiner Seite
Meinem weiblichen Soulmate Daniela, Mia und Nena Gergen – Teil der Gang (und unvergesslichen Zeit) in der Calle de Monte Perdido
Meinen liebsten Freundinnen seit ewigen Zeiten Adriana Schulz, Jantra Kress-Bleiziffer, Annika Becker und Susana Gil-Sobisch – und ihren Kindern Gustav, Neal, Ruby und Lulu, Jonte und Bosse
Meinem lustigen Schwager Krille Östlundh & dem Rest der Östlundhs

220

Kerstin Mende & Familie

Vanessa Sartorius, Christina Trianti und Verena Rusche für unermüdliches Arbeiten am Karlinder

Der weltbesten Lektorin der Welt, Sabine Jaenicke, und dem weltbesten Team im Droemer Knaur Verlag: Carlo Günther, Katharina Illgen, Claudia Oelkuch, Anja Volkmar, Claudia Sanna, Lucas Meinhardt & allen im Hintergrund

Dirk Kauffels für den alles entscheidenden Anruf

Team Argon (Hörbuch & Podcast): Kilian Kissling, Kathrin Ackermann, Sabine Reichelt

Juliane Bross von Stilgeflüster mitsamt Team

Franziska Groß für die Recherche

Carsten Teller, ein Drittel Kopf des »Think Big« von www.karlinder.com

Heino Trusheim & Julia B. für die humorvolle und inhaltliche Beratung

Olaf Köhne & Peter Kaefferlein (Kaefferlein & Köhne)

Unsern Vierbeinern im Karlinder-Clan: Chewbacca (Cocker-Pudel), Hector (Main-Coone-Katze), Henry (Golden Retriever), Herr Nilsson (Ibizenkischer Mix) und Sansibar (Pferd, Spanische Rasse)

***

Den Machern der besten Fernsehsendung am frühen Morgen, dem SAT 1 Frühstücksfernsehen, dafür, dass sie unserer Gesundheit bei »Gesünder mit Karlinder« jeden Dienstag eine Plattform geben: Claus Strunz, Matthias Grau, Jürgen Meschede, Oliver Kornemann, Kaspar Pflüger, Martin Spieker mitsamt dem gesamten Team. Der treuen Seele Andreas Gerlach für die Unterstützung und Entwicklung der Rubrik, Lars Juretzko, Imke Jungnickel, Liane Schultka, Angelika Rahm (und der kompletten Redaktion), Conny Wentzel, und den Moderatoren Marlene Lufen, Daniel Boschmann, Alina Merkau, Matthias Killing, Chris Wackert & Karen für ewig unvergessliche Stunden der Plaudermedizin

Martina Peters
Achim Sam
Zoela & Thorsten
Marc Weitl, Julia Womelsdorf & Cardioscan
Katja Krohn
Maren Uhrbrook
Alexander Laftschiew & Familie Flodder
Laura de Lázaro
Isabella Lowenthal-Isaacs & the Pasta-Family
Stefan Oetjen
Julia Nicolas
Ina
Gabriela Lück
Akiki Möhrchen
Kirsten, Daniele & Enzo
Patrizia
Der Familienanwältin Lahmann
Meiner Rettungsdienst-Partnerin Lissy Rahmann für unvergess-
liche Stunden im RTW
Unserer liebsten Hamburger Ersatz-Großmutter Marianne Wun-
derskirchner mit Gatte Helmut
Juan & Maria vom Hostal Mar Blau auf Ibiza
Für viel Rouge und Geduld: Ellis, Nina, Ute Münzer-Spieß,
Leonie, Lexa Deinhard
Leonhard Döderlein
Der Orthopädischen Kinderklinik Aschau & Team
Anne Peteranderl
Andrea & Manuela Baumgartner
Jochen Krieg
David Stegemann
Stefanie Ringe
Grit Amende
Nina & Patrick Langewitz, Birgit & Francesc

Maialen und Andrew
Lola Cambrodi
Lars Goldhorn & Familie
Markus Weber
Vicky & das Black Delight/Line
Kathrin, Philipp & Lissy Hoffmann
Meike Günther
Cornelia & Ken Hülstede
Roberto Spadoni
Elisenda, Mario & Haben
Darling Stefan Fuhr & Darlings Darling
Max Reichwald
Rainer der Schreiner & Birgit
Claudia Herberger
Flo Wraage
Stefan Hunger
Conny Hasselbach
Kevin Nafar, Carola Kippenberger, Solveig & dem gesamten Team
der KAIFU-LODGE, Stefanie Ringe, Marion Harnisch
Uwe Bokelmann & Sebastian Hess
Alle, die ich vergessen habe

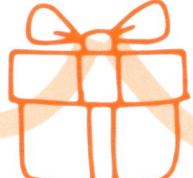

CHARLOTTE KARLINDER

GESUND ist das neue SEXY

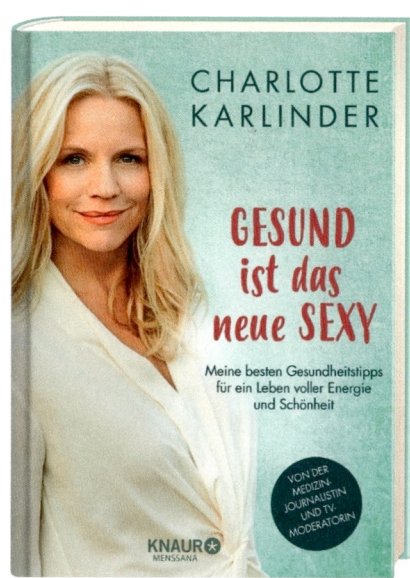

Meine besten Gesundheitstipps für ein Leben voller Energie und Schönheit

»Gesundheit macht Spaß!« Das ist die tiefe Überzeugung der Gesundheitsexpertin Charlotte Karlinder. In ihrem Buch verrät sie über hundert ihrer Gesundheitstipps, die leicht im Alltag anwendbar sind – ganz egal, ob es ums Abnehmen oder Jungbleiben geht, um die Familie, um schnelle Hilfe bei Alltagserkrankungen oder um ein erfülltes Liebesleben.

Charlotte Karlinders persönliche Wohlfühlgeheimnisse gepaart mit ihrem humorvollen Augenzwinkern helfen, gesund, gelassen und glücklich zu sein und für jedes Wehwehchen eine schnelle Lösung parat zu haben.

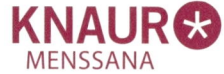